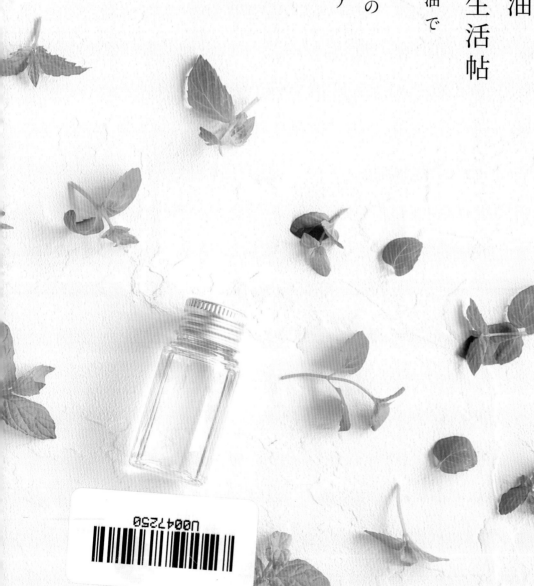

ideas of joyful life with mint oil

薄荷油
四季生活帖

はっか油で
楽しむ
暮らしの
アイデア

開始享受
「薄荷油的生活」吧！

薄荷油的主要成分是薄荷醇，普遍存在於我們生活周遭。

口香糖、錠劑糖果、巧克力、冰淇淋、糖漿、餅乾、果凍、牙膏、漱口水、洗髮精，以及肥皂等，各式各樣商品都有使

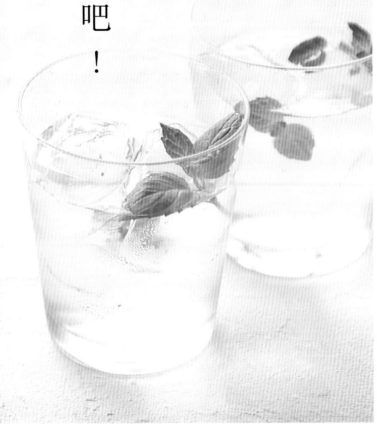

mint oil

用到薄荷醇。

此外，在醫藥品中有貼布、眼藥、胃腸藥、油膏以及軟膏這類外敷藥，也含有薄荷成分。不論東西方，自古以來，都將薄荷使用在治療上。

之所以會運用在這麼多領域當中，是因為從很早的時候，人們就知道「薄荷」對身心都有益處。

薄荷油或是使用到香草薄荷（或是辣薄荷）的品項，除了醫藥品外，幾乎都可以在家中簡單手作就可以完成。

手作的魅力，就是可以配合喜好的香味強度以及肌膚類型來製作，而且可以依照當時的心情，以及隨季節而變化的肌膚、身體狀況來做調整、使用，所以也能讓人感到安心。

薄荷的魅力不僅在薄荷醇上，還有因其中各種成分所含的功能性而會大大影響身心。

本書中介紹許多可以在自家製作的薄荷油生活帖，可選擇適合自己生活方式的品項，享受「薄荷油的生活」！

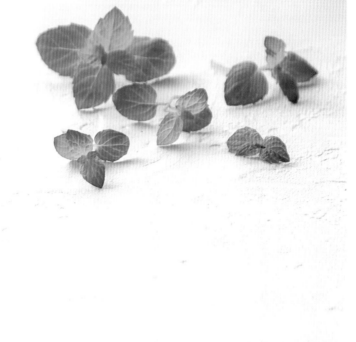

感冒・發熱・
發燒用

効能 2

能抑制病毒的繁殖，讓身體恢復健康，擁有與感冒對抗的力量。使用後的清涼感可以緩和不舒服的熱度與發燒症狀，舒緩鼻塞、流鼻水、痰。在冬天乾燥、病毒容易蔓延的室內，和蒸氣一起薰香，勤快地用噴霧器加溼並使用薄荷油，就可以預防感冒。

薄荷的效能

薄荷所含的成分及獨特香味中，有讓身體舒暢、有精神的效果，也有讓心情平靜下來的鎮靜效果。以下將介紹對居家生活以及身心健康，都很有幫助的薄荷效能。

青春痘・
抗菌作用

効能 3

薄荷也有抗菌作用以及抑制炎症的效用，因此很推薦用於照護青春痘以及油性肌。若用於廚房周遭清潔，也能預防食物中毒以及感染症。

胃食道逆流・
消化不良・便祕用

効能 1

有些症狀不需要去醫院看醫生，像只是消化系統稍微有些不舒服，針對這些症狀，很推薦使用薄荷。薄荷有助緩和胃痛、促進膽汁分泌、恢復肝臟活力、增進消化的效果。此外，也能輕鬆使用因腸道不適所引起的便祕以及腹瀉上。

改善疼痛·
僵硬·搔癢

效能 8

薄荷有鎮痛作用、抑制發炎的作用，可以在施用的地方帶來冷卻的效用。能緩和因發炎所導致的發熱，也可以利用在貼布藥膏、外敷藥上，有助緩和關節痛、肌肉痛、扭傷、挫傷等疼痛。還能緩和肌肉緊繃，舒緩因疲勞所導致的僵硬。也有止癢的功效。

改善水腫·
花粉症·鼻炎

效能 6

能消解因血液或淋巴等液體留滯體內所產生的水腫以及循環不良，讓堵塞的痰以及鼻涕等容易清出。推薦可用於臉部、腳部的水腫，以及因花粉症所導致的臉部搔癢、鼻塞。

防臭·
防蛀牙

效能 4

薄荷的香味以及抗菌效果可以用來作為體香劑，以掩蓋令人介意的汗味，也能抑制口內細菌繁殖，預防口臭。此外，薄荷的香味還能驅趕蚊子、塵蟎、蟑螂、果蠅等蚊蟲。

改善焦躁·
失眠

效能 9

感到焦躁、生氣時，就用清涼感冷靜一下心情以及大腦，恢復平靜。薄荷的其中一項特徵是，同時擁有活性與鎮靜、清涼感與溫熱感兩種相反的功效。薄荷的分量若多到能讓人清楚聞到薄荷香，可以提升血壓、讓人清醒；另一方面，微量則能降血壓、助眠，有完全相反的兩種效果。

改善緊張·
疲勞·低血壓

效能 7

在接受面試、考試、會議簡報等會感到緊張的場合或感到沮喪時，薄荷的香味能帶給我們身心活力，在疲累而慵懶時也能讓我們振作精神。此外，薄荷還有提升血壓的功用，低血壓的人或是沒有精神、沒有氣力時，也能讓我們幹勁十足。

改善神經疲勞·
精神壓力

效能 5

薄荷也能對神經系統起作用，依使用量以及使用方法，也可以讓人感到清新、放鬆。薄荷自古以來就被當作因急遽的巨大壓力所致休克狀態的護理用藥。此外，因感受到「舒服」，接受到這份感覺的大腦，會透過神經系統以及荷爾蒙系統影響身心。

contents

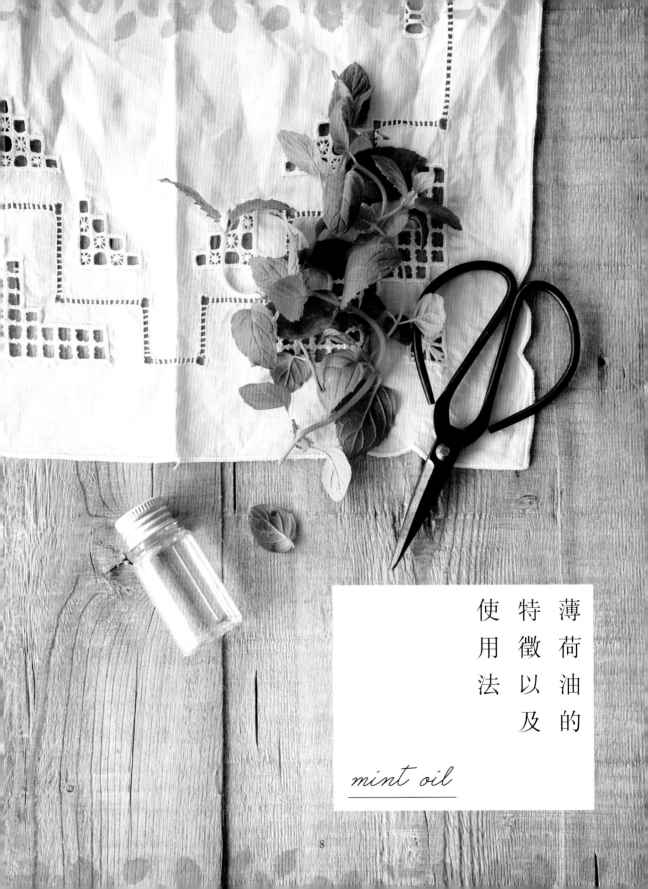

薄荷油的
特徵以及
使用法

mint oil

薄荷油的
特徵

特徵 3
帶清涼感的香氣

只要嗅聞薄荷油的味道,清涼感就會迅速擴散到鼻子、喉嚨、胸口。若使用量超過「適量」,就會感覺到不舒服的辛辣刺激感,比起清涼感,更容易感受到寒氣。相同的用量,有的人會有「爽快感」,也有的人會覺得「不舒服」,所以品項用量的基準要配合自己的感受來做調整。

特徵 1
清新效果

能讓人清醒的爽快香氣,若用來作為清醒的香氣,頭腦會變清晰,心情也會變清爽。此外,想暫時冷靜一下時,也能用來平穩大腦與心情。在天氣炎熱無法睡好或是因想事情而睡不好的夜晚等,有時這分清涼感與放鬆感也能誘使人舒服得想睡。

特徵 4
機能性豐富

薄荷油中所含薄荷醇,有抑制病原性大腸桿菌 0.157 的效果,在芳療中也會使用來防治細菌、病毒、黴菌,以及驅蟲,具有機能性,也能大為利用在家事清潔、肌膚保養、頭髮保養等各方面。依體質、身體狀況、年齡等不同也會有不同的適合攝取量,雖然很方便,但別忘了它不是藥,僅適用於居家生活的常備照護。

特徵 2
漂浮水面,不溶於水

在水中加入薄荷油時,要確實搖勻使之分散。放置一會兒後,它會與水分離。混合純乙醇與水,並加入薄荷油時,也會因酒精濃度以及薄荷油量的影響而相互分離。不論是何種濃度都要確實搖晃,讓薄荷油平均分散後再使用。在植物油中,薄荷油不會分離,但以液體為基底來使用時,還是要搖勻混合。

注意別讓孩子與寵物觸碰到

手碰到薄荷油又揉眼睛時,會因刺激而使得眼睛睜不開。不小心吃到原液時,也會導致身體不適。請將薄荷油保管在孩子與寵物都碰不到的地方。若大人沒有適當使用時,也會有頭重感、頭痛、倦怠、想吐等,因香味而頭暈,所以必需注意。

開心使用薄荷油的方式

介紹只用薄荷油就能開心享受的好點子。

轉換心情

想放鬆一下或是想提振精神時可以使用。工作告一段落後想鬆一口氣時也可以用。

使用方法

① 將面紙放入有蓋的空瓶中。

② 滴入薄荷油 2 ～ 3 滴。

③ 將瓶持於胸口，嗅聞冒出的香氣。

④ 聞 1 ～ 2 分，最長不超過 10 分鐘，然後蓋上蓋子。

\ 享受法 /

想像如同秋天的丹桂般，突然從某處隨風飄來能清楚感受到的香味。即使想長時間嗅聞薄荷油，嗅覺也無法長久持續下去。因為會變得難以感受到香味，所以若為了轉換心情，只要在短時間內好好嗅聞香氣就夠了。藉由香氣的呼吸，大腦和身體都能感受到清爽、輕快，與放鬆。

提升專注力

可以使用在工作或讀書等需要專注力的地方，或是在做容易讓人感到疲憊的家事時。另外，也可以用來招待來客。

使用方法

① 做大範圍的房間換氣，香氣擴散。

② 在小盤子中放置棉布或面紙等，滴 1 滴薄荷油。

③ 放在室內空氣流通處（注意不要讓孩童以及寵物碰到），約 3 ～ 4 小時就能換氣。

\ 享受法 /

香氣的明顯度、傳播方式以及感受到的方式，會因為房間大小、空氣流通而不一樣。可先滴 1 滴試試，再配合房間情況調整滴數。恰當的基準量是像「森林浴」那樣的淡香。若放入密封容器中，就能在想要使用的時候，配合開關蓋子，調節香氣的擴散。薄荷油也可以使用在香薰機加溼器、精油薰香燈、擴香瓶等器具上。

mint oil

花粉症對策

用於改善花粉症、喉嚨癢、鼻塞。
不能使用馬克杯時，
可以改滴在口罩上吸入。

使用方法

① 在口罩外側的鼻子下方處滴 1 滴薄荷油。

② 折疊好紗布，貼在薄荷油會滴下處的內側。

③ 戴上口罩，不要讓沾染上薄荷油的地方直接接觸肌膚，調整好內側紗布。

\ 享受法 /

有讓薄荷油滴在面紙以及紗布上的方法，但若不習慣就無法固定住，薄荷油若直接與肌膚接觸會刺激過度，要小心注意。找出適合自己的紗布厚度以及位置前，可以先用把薄荷油滴在口罩外側的方法。

mint oil

用於鼻子或喉嚨不舒服時

可用於快感冒時鼻子覺得癢、乾燥、
喉嚨感到不舒服，以及因花粉症引起不適時。

使用方法

① 在馬克杯中倒入少量熱水，滴入 1 滴薄荷油。

② 將①加入熱水到 6 分滿。

③ 用手覆蓋住，不要讓薄荷熱氣散逸，將口鼻靠近馬克杯杯緣，閉眼吸入熱氣。

④ 以 5 分鐘程度為基準，吸入時間可隨自己喜好決定。

\ 享受法 /

熱水的熱蒸氣很強時，容易嗆得鼻子與喉嚨有微刺的刺激感，稍微離臉遠一點會比較舒服，請適當地做出調節。比起一下子滴入數滴薄荷油，建議每次滴 1 ～ 2 滴，分數次滴入吸聞。睜開眼睛時會感受到刺激，所以建議閉眼進行。

以水為基底
的薄荷油
特徵與
使用法

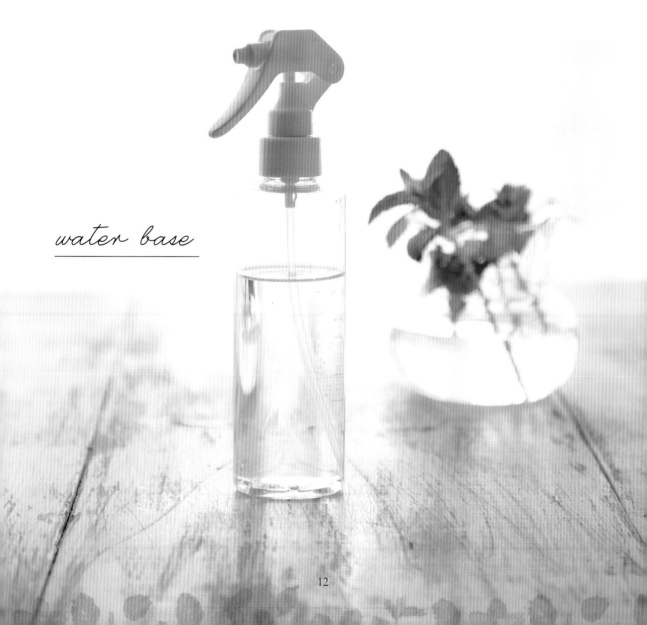

water base

以水為基底

\ 特徵 2 /
可運用在居家清潔及美容上

把薄荷油加在清水裡或含酒精的水中使用,能在居家清潔、美容、健康上安心使用薄荷油。薄荷油不會溶於水,會呈分離現象,使用時需確實將兩者混合,讓薄荷油能在水中散開。

\ 特徵 1 /
殺菌效果

薄荷中所含的薄荷醇,具抑制病原性大腸桿菌 O-157 的效果,這是眾所皆知的。此外,在芳香療法中也會用來防止細菌、病毒以及黴菌等,是家務、肌膚保養、健康照護的安心好幫手。

\ 特徵 3 /
可以節省費用

因為使用的材料是水,便宜就是其魅力。大量製作約一瓶保特瓶份,可以在一天內使用在各種地方。因為水本來就容易腐壞,在水中加入薄荷油時,建議在一週內使用完畢。

\ 特徵 1 /
散發快,快乾

薄荷油雖與水分離,但乙醇卻能均勻混合。比起只有水,加入酒精的薄荷油能更容易分散。因為這種噴霧容易散發,所以使用時只要增加薄荷油量,噴霧次數雖少,卻能迅速散發香味。因為快乾,使用起來就不用擔心有水漬的問題。

以純乙醇為基底(含酒精的水)

\ 特徵 2 /
可用於清潔廚房周邊的油汙

以含酒精的水為基底來清潔油汙兼消毒很方便。由於比水更快揮發,比起只有水的噴霧會更快乾,香氣擴散也更快。

以水為基底的

薄荷油的使用法

介紹只要在薄荷油中加水，
就能愉快使用的品項。

---

water bace

空氣淨化、轉換心情

打掃完後可用於淨化空氣。
也可以作為疲憊時轉換心情的芳香浴用。

使用方法

1. 將 10 滴薄荷油滴入剩下 50ml 的加溼噴霧器中。

2. 蓋上蓋子，充分混合，適量噴灑於空中。

\ 享受法 /

不用於加溼，只要補點薄荷油，讓它稍微變濃些，做成薄荷油噴霧。可以確實感受到薄荷香氣，讓心情沉靜、放輕鬆。

---

water bace

房間噴霧

（10 ～ 40% 酒精）

可用於窗簾、坐墊、地毯等的防臭，
以及希望這些物品快點乾燥時。

使用方法

1. 製作 30% 50ml 含酒精的水溶液（5ml 相當於 10%，所以將 35ml 的水跟 15ml 的純乙醇一起放入玻璃瓶的噴霧器中）。製作其他濃度的水溶液時，也同樣做這樣的調整。

2. 滴入 20 ～ 30 滴的薄荷油，蓋上蓋子，充分搖勻。

\ 享受法 /

由於比水更容易乾，所以對於不想用噴霧噴得溼溼的窗簾以及坐墊等布料製品，或是在梅雨季中不想增加屋內溼度時都很方便使用。酒精濃度的建議使用期限為 10% 的酒精兩週、20% 的酒精為三週，至於 30% ～ 40% 的，為了保持薄荷的香味，要在一個月內使用完。

---

water bace

房間加溼噴霧

可用於房間中空氣乾燥或想抑制
漂散的灰塵以及病毒時。

使用方法

1. 在 500ml 的保特瓶中加入約 1/3 量的水。

2. 滴入 10 滴薄荷油，蓋上蓋子，充分搖勻。

3. 取下瓶蓋，將保特瓶加滿水。

4. 在薄荷油分散水中時，換裝到按壓式的噴霧容器中。

5. 三不五時搖晃混合，朝空中噴灑。

\ 享受法 /

覺得房間空氣乾燥時，薄荷油的噴霧可以帶來溼潤感，也可以避免漂浮的灰塵、病毒、花粉等四處飛散。噴完薄荷油噴霧後，可使用除塵巾等擦拭乾淨。噴霧時請注意不要噴到臉上，噴到家電時有可能會造成故障，所以也不要直接噴在家電上。

燙衣用噴霧

若當燙衣噴霧使用，就能享受到薄荷油清爽的香氣。

使用方法

① 將加溼噴霧（P.14）噴灑在欲熨燙的衣服上，然後燙衣。

\ 享受法 /

薄荷油的香氣擴散後能讓人舒服地享受其中。加上因加熱的關係，香氣會更香，即便是覺得燙衣服很麻煩的人也能擁有好心情。

擦拭用噴霧

是款萬能噴霧，殺菌力很強，可以用在家具、廁所、窗戶等各種需要擦拭、打掃之處。

使用方法

① 將抹布的單面，以薄荷油的加溼噴霧器稍微噴溼。

② 輕輕搓揉，用溼的那面擦拭打掃。

③ 更換抹布擦拭面時，同樣用薄荷油加溼噴霧器噴溼。

\ 享受法 /

因為不會弄溼，所以也不需要進行擦拭水漬的乾擦。除了能將灰塵以及指紋擦拭乾淨，連無法用水擦的電視以及電腦上的灰塵，也能用這種方式擦拭。請避開插座等有觸電危險的地方。能用水擦拭的地方，可以直接噴灑後擦乾淨。

加酒精
消毒用噴霧
（80％酒精）

可用於清潔電冰箱、微波爐的髒汙以及消毒砧板、菜刀等。
可用來擦拭廚房周遭黏膩的髒汙。
針對浴室、廁所等家中需要用水的場所，也可用來除菌、防霉。

使用方法

① 在 50ml 以上的玻璃瓶噴霧容器中加入 10ml 的水以及 40ml 純乙醇充分混合。

② 滴入 1～5 滴薄荷油。蓋上蓋子，充分搖勻。

\ 享受法 /

滴 1 滴薄荷油就很足夠了，但若想在廁所等處留下香味，或想用來防臭、防霉，則可增加用量。肌膚不太能接受酒精刺激的人，請使用橡膠手套。雖然酒精濃度高可以保存較長時間，但若要享受清新香味，最好在兩個月內用完。

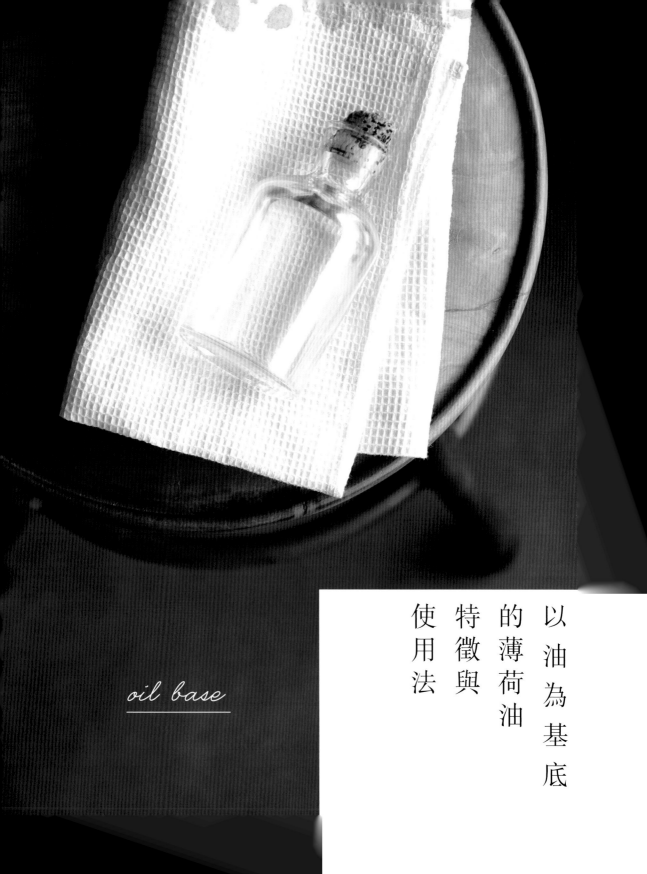

oil base

以油為基底
的薄荷油
特徵與
使用法

以植物油為基底 *oil*

\ 特徵 1 /
容易氧化

因為不會像以水為基底那樣容易蒸發，效果較長久。此外，植物油很容易氧化、受損，製作時可以容易用完的少量為主，保存時避免會促進氧化的高溫、太陽光，建議在 2 週內用完。

\ 特徵 2 /
容易使用
最適合用於美容

薄荷油與植物油充分混合時，不會像以水為基底那樣相互分離、浮游。因為是液體狀，特性是伸展性良好，容易使用。塗抹在肌膚上時，可以感受到改善乾燥的潤澤感。

\ 特徵 3 /
用於保養皮革製品
以及木工製品等

皮革製品、木製家具、木工製品以及漆器，若單用水擦拭會出現裂痕，用薄荷油來保養，會顯現出光滑、柔美的質感，能常效保護製品並顯現出光澤。此外，久放的油也可以用來清潔油性汙漬。

注意使用期限

依植物油的種類不同，使用起來的舒適感以及使用期限也不同。使用到本書作法中沒有介紹到的植物油時，要確認其特徵以及使用期限，請使用化妝用油或是芳香療法用的基材，不要用食用油。本書中介紹到的品項作法主要是使用能輕易在藥局買到的日本藥典橄欖油。

以白色凡士林（日本藥典）為基底 *vaseline*

\ 特徵 1 /
不會氧化

可以像植物油那樣久放，若要使用在肌膚上，加入的薄荷油要適量。因為不會像植物油那樣會因氧化而造成傷害，可以做起來存放，但因使用方式的不同而容易混入雜菌，同時也為了能享受清新的香氣，比起一次大量製作，建議適量製作比較好。

\ 特徵 2 /
軟膏狀方便使用

有強效保護功能，特徵是可以用來提升保護力，能防水。因為是黏糊的軟膏狀，不方便使用液狀油類時，大有發揮的空間。

薄荷油使用法

以油為基底的

介紹只要在薄荷油中
加入油類就能愉快享用的品項。

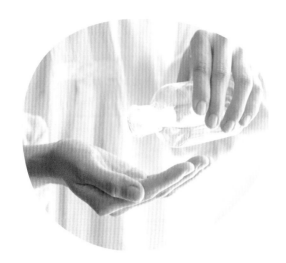

肌膚乾燥時也可以
使用的凡士林乳液

可以用做護手霜或是護脣膏，
也可以用來預防因花粉症流鼻涕
而造成的肌膚乾燥或斑疹。

使用方法

① 將 1 滴薄荷油滴入 5ml 的白色凡
士林中。

② 充分攪拌均勻後裝入容器中蓋上
蓋子。

＼ 享受法 ／

若是放入方便攜帶的小容器中會很
便利。氣溫較低，變硬而難以使用
時，將凡士林舀在茶匙上，放在耐
熱的小盤子中，用微波爐加熱 20
秒，就會變得容易取用。聰明使用
的訣竅在於，不要加熱到過於黏
糊。要配合使用的部位以及目的，
來調整薄荷油的量。建議約 1 個月
內要用完。

塗在肌膚上
防止乾燥

可用做進行完洗滌工作後的護手油，
或用於腳跟、小腿的乾燥處。
此外，頭髮以及肌膚乾燥時也可使用。

使用方法

① 將 1 滴薄荷油滴入 10ml 橄欖油中。

② 蓋上蓋子充分搖勻。

＼ 享受法 ／

聰明使用的訣竅就是不要擦過多。
若是護手油就滴 1～2 滴。從 1 滴
開始，找出適當的分量吧。若是用
在身體或頭髮上，就滴 1～2 滴在
手心並抹開，在手心中抹勻後再塗
上。若是塗得太多，只要用面紙按
壓一下即可。若是一滴滴的使用，
用裝眼藥水的容器或是滴管瓶來盛
裝就很方便了。

oil bace

用來抗老以及美白

種類豐富的植物油，不論選擇哪種油都
能發揮+α的效果。
請配合使用目的選用植物油吧。

使
用
方
法

① 在 10ml 植物油中加入 1 滴薄荷油。

② 蓋上蓋子，充分搖勻。

\ 享受法 /

因使用的植物油不同，其成分特徵也會不
同，請用喜歡的植物油好好享受吧。
· 杏仁油：推薦可當作美容液使用。可帶
  給疲憊的肌膚緊緻活力。
· 芝麻油：抗氧化物質豐富，可用於抗老、
  排毒。
· 米糠油：用於美白。穀維素(γ -oryzanol)
  能抑制黑色素形成。
· 澳洲胡桃油：防止肌膚老化。有豐富的
  因年齡增長而減少的棕櫚油酸。

\ 享受法 /

用乾擦以去除灰塵、汙垢。
使用免洗手套保護肌膚，將油適量
滴在柔軟的布上，輕輕摩擦以塗抹
開來。
細縫部分就利用棉花棒吧。必要時
最後再用乾擦，就能重現光澤。手
接觸到後容易滋生細菌或繁殖黴菌
的東西上增加使用薄荷油的量，以
提升除菌力。

oil bace

皮革製品的保養

作為鞋子、包包、錢包、皮箱類等
皮革製品的保養、除菌、防霉用時。

使
用
方
法

① 在 10ml 橄欖油中滴入 6 滴
   薄荷油。

② 蓋上蓋子，充分搖勻。

oil bace

用於木製的
家具除汙

用於鏡子木框裝飾的木工部分、
木製家具的除汙、保護、重現光澤。

使
用
方
法

① 在 10ml 橄欖油中加入 2 滴薄荷油。

② 蓋上蓋子，充分搖勻。

\ 享受法 /

適量滴在柔軟的布上，輕柔擦拭以
塗抹開來。必要時最後可用乾擦，
能呈現出柔和的光澤。

精油瓶的使用方法

若沒有正確使用，原液會直接接觸到肌膚，
導致滴到瓶中的精油氧化，這麼一來
就無法享受精油本來的香味，請多加注意。

精油瓶上有一個小口，那是開有氣孔的滴管。

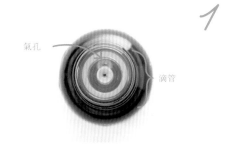

氣孔

滴管

1

將滴管的氣孔朝上，緩緩傾斜，就能順利排出空氣，一滴滴倒出薄荷油。若將氣孔朝下會連續滴出 2 ～ 3 滴，導致精油淌出。

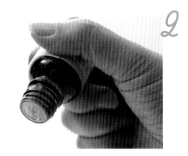

2

使用後，用棉花棒擦拭掉沾在滴管周遭以及蓋子內部的薄荷油。開關蓋子時，也可以防止漏出來的原液沾到手。

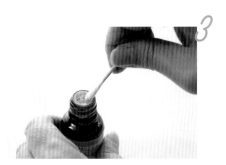

3

保存方法

為了保持品質，請放在避免陽光直射的陰暗地方。請蓋緊蓋子，以直立的狀態保管。放在孩童、年長者以及寵物碰不到的地方也很重要。建議柑橘類的精油要在半年內用完，薄荷油則在一年內用完。香味出現變化或是顏色變混濁時，請避免使用。

使用中嚴禁用火

精油有引火的性質，請避免在煮食爐、瓦斯爐、火爐旁使用。若受到光、熱、溼氣的影響會使精油劣化，所以也要避免將精油瓶拿進浴室等高溫潮溼的環境中。

製作精油品項時，請依正確計量來製作。

以下針對可在藥房以及精油店購入的基材做說明。

關於本書中品項的作法

製作時請正確計量。若分量不對，
將無法獲得充分的效能以及成果，所以請確實記好分量。

計量單位

- 1大匙＝15ml
- 1小匙＝5ml
- 1杯＝200ml
- 1tsp＝1茶匙

計量時的重點

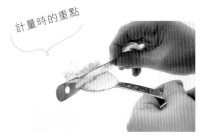

使用計量湯匙時，請務必盛得平滿。要盛得平滿，請使用計量湯匙柄的部分來刮平。

關於微波爐

微波爐以 500W 的為基準。依據製造廠商以及機種會有不同，請視情況做調整。

關於基材

本書品項作法中所使用到，與薄荷油混合使用的基材。
一般的藥房以及香精店就能買到，可試著找找看。

 純乙醇

含乙醇（酒精）99.5％以上的液體。也可以無味的蒸餾酒代替。

礦泉水

礦泉水要選擇硬度 120 以下的軟水。精油接觸肌膚時，能有良好滲透性且很親膚。

 薄荷油

含有 30.0 ％以上的薄荷醇（$C_{10}H_{20}O$），是在健康、美容以及生活中都能派上用場的萬能精油。

甘油

酒精的一種，從脂肪以及油脂中取得。無色透明且黏稠，也能溶於水中。

 白色凡士林

將原油以高純度精製而成的油，可作為保護肌膚的保溼劑使用。

 橄欖油

壓榨橄欖的果實所製成的油。與食用橄欖油不一樣，可做為醫藥品使用。

薄荷油的Q&A

以下是以Q&A的方式來介紹薄荷油的選用方式以及使用時注意事項。

以下解說能預防問題產生並做為解決方法，請確實記住。

Q1

所說的薄荷不一樣嗎？

和本書中薄荷，留蘭香等辣薄荷以及

就像蘋果有富士和紅玉等品種的不同，依種類不同特徵也不一樣，薄荷也會因種類不同而有不同的特徵。薄荷給人的印象是能讓人清醒的洗髮精香味，但是辣薄荷的味道則是稍微溫和且帶著甘甜。留蘭香的特徵則是比辣薄荷的香味更甘甜些。每人喜好的香味以及使用感也會因種類而不同，可以選用適合自己的薄荷。

Q2

使用時該注意哪些事項呢？

使用時肌膚不要直接接觸到原液。不要靠近火源。蓋好蓋子，避免日光直射，存放在涼爽的地方。放在孩童以及年長者拿不到的地方，以免他們將精油滴入眼睛或誤食。此外，要注意不要使用過期的製品。

在藥局買的「薄荷油」以及芳療用的精油上都會有「使用注意事項」「保存注意事項」，請確實確認並瞭解其上內容。

Q3

所有廠商的產品都一樣嗎？

不一定都一樣，但作為其特徵成分的薄荷醇不會低於薄荷油全體的30%，所以只要是有薄荷特徵的製品都可以盡情使用。在藥局買入的「薄荷油」，規定在薄荷油的原液中「要含有30‧0%以上的薄荷醇（$C_{10}H_{20}O$）」。芳療用的薄荷油，雖有以「和薄荷」「玉米薄荷」「野薄荷」「日本薄荷」等名稱販賣，但只要確認其學名為「Menthaarvensis L」，那就是「薄荷油」。

Q4 有沒有人
需要避免使用或在
使用方式上需要
特別留意的？

薄荷油不是藥物，但仍會對身心造成影響，所以接受治療的患者請先與主治醫師以及藥劑師諮商後再使用。諮商時請讓他們參閱使用的薄荷油以及說明書。薄荷油的成分超過有一○○種類，不可能完全弄清楚各成分的作用、相互間影響以及禁忌等，若使用後感覺到有任何不適，請停止使用。此外，對孕婦、嬰幼兒以及年長者來說，薄荷的影響有時會過強，所以也請不要使用。

Q5 有寵物
在的地方
可以使用嗎？

雖然有人會為了給中型犬、大型犬刷牙或驅蟲而使用極少量的薄荷油，但如同薄荷油給人能有效避免蟲子及小動物靠近的印象那樣，使用在寵物身上時也要注意。對寵物來說，要避免經常使用，跟寵物待在同一個空間時，請觀察寵物的樣子。尤其是有小鳥、小動物、昆蟲、貓在的地方不要使用，要讓空氣流通或是將寵物們移到別處。

Q6 如果使用後
出現問題
該怎麼辦？

使用薄荷油後若出現頭重腳輕感、頭痛、倦怠等症狀，請先讓空氣流通，然後喝點水休息一下。在冬天這種緊閉門窗的季節，於室內空氣使用薄荷油時，若一次使用太多，會造成身體上的不適。若是習慣了香味及刺激而漸漸增加用量，或是長時間使用，都有可能會引起身體不適。請注意，使用的期間建議為3～4週，想轉換心情才用，不要使用過度。

Q 7 有沒有哪些部位不可以使用薄荷油？

薄荷油很刺激，若是使用原液，因為是高濃度，當然要避免使用在肌膚上，以及眼睛或黏膜上。要使用在皮膚上時，請使用低濃度的。若能照著本書的作法來做，就不會有什麼問題，但肌膚敏感的人要特別注意，需使用低濃度的。

Q 9 使用的容器有要注意的地方嗎？

使用時用來盛裝的容器，建議清潔後使用。玻璃製的容器，可以倒入熱水用熱水消毒，使其保持溫熱狀態自然乾燥。

塑膠製容器可以將市售的消毒用酒精，裝入噴霧器中噴入整瓶中，輕輕擦拭後讓其自然乾燥。此外，還有水分殘留時不要使用，要等容器完全乾燥後再用。

Q 8 可以跟無香料的商品混合使用嗎？

作為市售品而販賣的商品雖沒有香料，但畢竟是以完成品在販賣。因此，就算使用上出現了問題，廠商也不用負責。請不要隨便將薄荷油混合進藥局等販售的商品中。不過，在芳療店或手作的化妝品店中，販售有能享受到添加精油的商品。在那樣的商品中加入薄荷油使用則沒有問題。

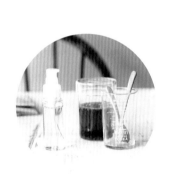

Q 10 該如何進行肌膚測試？

進行肌膚測驗時，可將做好的產品塗在手腕內側等肌膚的柔軟部位。一個小時後察看狀況，若沒有不良反應，即可安心使用。若出現些微紅腫，可使用低濃度的；若發癢或出現疹子，就立刻用水沖洗並避免使用。

第一章

美容健康

臉部 &

身體

化妝水

這裡將介紹能溫柔潤澤肌膚的薄荷油化妝水。因為是組合手邊材料做成，請配合季節以及肌膚狀況，選擇最適合的化妝水。

使用方式是把它當成洗臉後的化妝水，在臉上噴灑數次後，用手掌按壓吸收。此外，也可以用作去角質化妝水以及白天用的噴霧水。還可以用來修整睡亂的頭髮、束整髮型或是用作洗頭前後的頭皮滋養。常備著可以使用在許多地方，很方便。

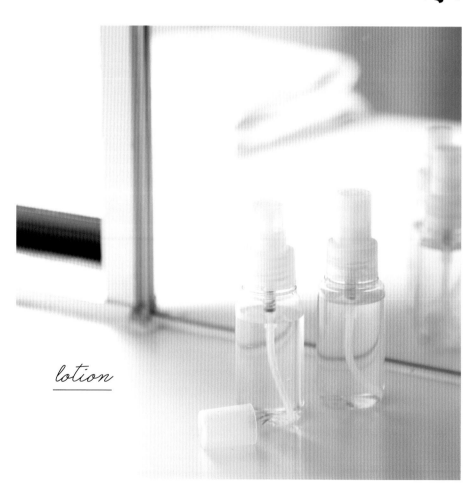

lotion

26

簡單就能享用到的基本化妝水

基 礎 爽 膚 水

1 週 ── 使用期限

使用礦泉水的簡易作法。
可以用在任何地方，很方便。只要有一瓶，就非常好用。

準備材料

礦泉水	45ml
純乙醇	5ml
薄荷油	1 滴
50ml 噴霧器	1 個

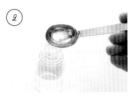

作法

① 將礦泉水加入噴霧器中。

② 加入純乙醇混合，做成 10% 的酒精水。
（對酒精敏感的人可用礦泉水代替）

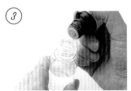

③ 滴入薄荷油，充分搖勻。

使用天然原料的蜂蜜來改善乾燥肌

蜂 蜜 化 妝 水

1 週。夏天要放冷藏保存 ── 使用期限

只要加入少許蜂蜜，就能增加保溼度。
輕揉肌膚給予潤澤，提升溼潤感。

準備材料

杯子	1 個
10% 的酒精水（或是礦泉水）	50ml
蜂蜜	1/3 ～ 1/4 tsp
薄荷油	1 滴
50ml 噴霧器	1 個

作法

① 將 10% 的酒精水（或礦泉水）加入乾淨的杯中，
加入蜂蜜溶入其中。

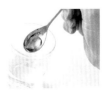

② 倒入噴霧器中。

③ 滴入薄荷油，充分搖勻。

使用橄欖油潤澤，獻給為乾燥肌煩惱的人

分離式化妝水

1週。夏天要放冷藏保存　使用期限

蜂蜜加上油質的潤膚效果，
給予肌膚潤澤柔嫩。

準備材料

杯子	1個
10%的酒精水（或是礦泉水）	50ml
蜂蜜	1/3 ~ 1/4 tsp
橄欖油（或是澳洲胡桃油）	1/2 小匙
薄荷油	1滴
50ml 噴霧器	1個

作法

① 將10%的酒精水（或礦泉水）加入乾淨的杯中，
加入蜂蜜溶入其中。

② 將①倒入噴霧器中。

③ 加入橄欖油（或是澳洲胡桃油）。

④ 滴入薄荷油，充分搖勻。　※ 會分成 2 層，使用時要充分搖勻。

用明膠提升保溼力，讓你擁有緊緻肌膚

膠原蛋白化妝水

冷藏保存1週　使用期限

使用手邊就有的粉末明膠，為化妝水增添膠原蛋白。
帶給你肌膚水潤保溼感。

準備材料

水	250ml
粉狀明膠	5g
10%的酒精水（或是礦泉水）	50ml
薄荷油	1滴
50ml 噴霧器	1個

作法

① 水中加入粉狀明膠煮溶，做成明膠液。

② 將10%的酒精水（或礦泉水）加入乾淨的杯中，
加入蜂蜜溶入其中。

③ 滴入薄荷油，充分搖勻。

④ 加入 1/2 小匙的①，輕輕搖勻。

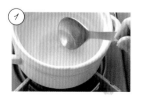

使用綠茶，滿臉油光也變清爽

綠茶化妝水

使用期限　冷藏保存1週　使用期限

只要加入綠茶中含有的多酚，
肌膚就會緊實、清爽。

準備材料

綠茶（上層清液）	30ml
礦泉水	15ml
純乙醇（或是礦泉水）	5ml
薄荷油	1～2滴
50ml 噴霧器	1個

作法

1. 加入綠茶。第一泡好好享用，使用第二～三泡。
2. 將綠茶倒入噴霧器中，注意不要倒入茶葉。
3. 加入礦泉水以及純乙醇（或礦泉水）混合均勻。
4. 滴入薄荷油，充分混合均勻。

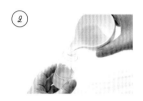

混合性膚質的人，可以使用蜂蜜與綠茶的效果

蜂蜜綠茶化妝水

冷藏保存1週　使用期限

擊敗肌膚乾燥。T字部位與U字部位各別不同的混合肌，
混合綠茶與蜂蜜來應對吧。

準備材料

綠茶（上層清液）	30ml
礦泉水	15ml
純乙醇	5ml
蜂蜜	1/3～1/4tsp
薄荷油	1滴
50ml 噴霧器	1個

作法

1. 混合綠茶、礦泉水、純乙醇。加入蜂蜜溶於其中。
2. 倒入噴霧器中。
3. 滴入薄荷油，充分搖勻。

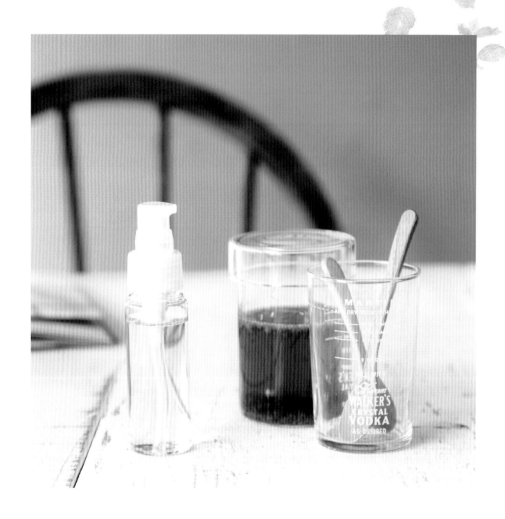

body lotion

身體乳液

薄荷油作為抑制汗味體香劑時極有效果，做為身體乳液也很有用。不論是塗在腋下還是容易潮濕的足底等處，或只是大略噴一下噴霧，都能緩和氣味。此外薄荷乳液也可以用來防曬。在意日照時於出門前塗抹，就能緩和因紫外線所造成的肌膚傷害。將乳液輕輕按壓在不小心曬傷而發燙的肌膚上，就能鎮定發熱。

用來消除體味

體香劑乳液

2 週。剩下的明礬水原液要盡早使用完畢。

使用期限

可用在腋下、潮溼的腳底以及頸後等令人介意的味道上。
利用薄荷與明礬的雙重抗菌、酸性效果來中和味道。

準備材料

500ml 寶特瓶	1 個
水	300ml
明礬	10g
礦泉水	50ml
薄荷油	1 滴
50ml 噴霧器	1 個

作法

① 將水以及明礬放入寶特瓶中混合。
搖勻並放置一晚，直到完全溶解後即作成明礬水原液。

② 將 5ml 以下的明礬水原液倒入噴霧器中。
用礦泉水加至 50ml。※ 將明礬水原液稀釋到 10 倍以上後再使用。

③ 滴入薄荷油，充分搖勻。

預防紫外線造成傷害

防曬乳液

放冷藏保存 1 週

使用期限

加入綠茶，可以防止因紫外線造成的肌膚傷害，
以及不小心的曬傷。仔細在肌膚上塗勻。

準備材料

綠茶	45ml
橄欖油	5ml
薄荷油	1 滴
50ml 噴霧器	1 個

作法

① 將綠茶以及橄欖油加入噴霧器中。

② 滴入薄荷油，充分搖勻。

用於曬後照護

發熱肌乳液

1 週。夏天要放冷藏保存　使用期限

肌膚因曬傷而感到火辣灼熱時，可以在爽膚水中加入有抑
制發炎作用的費拉蘆薈凝膠以及紅茶。輕柔按壓即可。

準備材料

紅茶	5ml
小缽	1 個
藥用費拉蘆薈凝膠（可在藥局購入）	30ml
爽膚水（P.27）	15ml
50ml 容器	1 個

作法

1. 泡好紅茶。
2. 將藥用費拉蘆薈凝膠以及爽膚水攪拌均勻，
   一點一點加入小缽中。
3. 紅茶也同樣一點一點加入小缽中並混合均勻。
4. 充分混合均勻後移到容器中。

※ 肌膚持續火辣發熱時，用手掌持續塗抹，不要搓揉，
　不再火辣發熱時就塗上橄欖油的養膚油，或是白色凡士林霜以保護肌膚。

做出喜歡的乳液

酊劑乳液

1 週　夏天要放冷藏保存　使用期限

活用 P.33 做的原液，做出獨創的乳液。
用來做日常的肌膚保養，調整肌膚狀況。

準備材料

酊劑（P.33）	5ml
礦泉水	45ml
薄荷油	1 滴
50ml 噴霧器	1 個

作法

1. 將酊劑與礦泉水加入噴霧器中，稀釋成 10 倍。
2. 滴入薄荷油，充分搖勻。

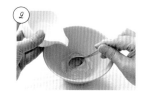

酊劑的製作法

酊劑（tincture）是將材料浸泡在酒精中所製成的藥酒。不僅可以喝，也可以用作化妝水或是入浴劑等，對肌膚保養也很有效用。

使用期限	1 年

準備材料

喜好的材料（參照下方所記） 適量
35 度的蒸餾酒 ············ 可以裝滿準備好容器的量
密封容器 ··············· 1 個（配合想做成的分量以及
材料的分量，也可以使用水果酒瓶、
果醬罐或咖啡罐等空瓶）

作法

1. 將生鮮原料澈底去除水分後放得鬆散些，
搗碎乾燥的原料。

2. 將生鮮材料裝滿至容器瓶口。
乾燥的原料則建議裝滿至容器的 1/2 ～ 1/3 量。
若是使用茶包的原料，要除去袋子，只放入內容物。

3. 將 35 度的蒸餾酒倒滿至容器口。
確實蓋緊蓋子，輕輕搖勻全體。

4. 放在太陽照不到的陰暗處，三不五時搖動混合。
※ 乾燥的原料放一陣子後會吸收蒸餾酒，逼出容器中空氣，
有些空氣會積在容器中，所以要將蒸餾酒灌滿至容器口。

5. 磨成碎粉的茶包材料為一個月後，其他則為三個月後即可使用。
使用咖啡濾紙或是廚房紙巾等過濾，將酊劑溶液裝入瓶中。
※ 過濾後的原料放入滷包袋中，就可以當成入浴劑利用。

**與薄荷油相合
近在身邊的酊劑材料**

其特徵不僅是原料植物的香氣（精油成分），
還有能抽取出多酚等有用成分的提取物。
以下將介紹在藥局以及超商等輕鬆購入、近在身邊的材料。

橘子皮

中藥裡的陳皮是橘子皮乾燥後的產品。建議想改善暗沉、血液循環不良的肌膚以及提振心情時使用。吃之前要好好洗乾淨陰乾。若有很多，也可以用生鮮的。

德國洋甘菊

花期時採栽下來，可用生鮮的或陰乾的。或可購買香草茶。香甜的氣味有放鬆效果，可用於改善乾燥肌、皮膚癢、炎症、潰爛、脆弱的肌膚。

魚腥草

可在藥局的野草茶以及藥草茶專櫃區買到。採摘時期是在花開時，洗好後陰乾。自古就是民間用藥，可以用來改善青春痘、排子、腫瘍及香港腳。

迷迭香

迷迭香很好栽種，也可以在香草茶專櫃輕鬆買到。有抗老化效果，也有緊緻毛孔以及調整肌理的效用。可用在想提高肌膚活性以及打造緊緻肌膚時。

油性護理

oil care

薄荷油容易與植物油混合使用，最適合用來保養粗糙以及乾燥的肌膚。以更加美麗的肌膚為目標，現在就開始油性護理吧。

首先，從卸妝以及洗去髒汙的卸妝油開始嘗試。使用方法為，避開眼瞼，塗滿全臉，輕輕溶解化妝品後用面紙按壓吸除髒汙。用洗面乳洗去殘餘的油質。在肌膚容易乾燥的冬天，凡士林等膏類能大展身手。只要塗上一點，肌膚就能潤澤有彈性。也可以用在頭髮以及頭皮養護上。

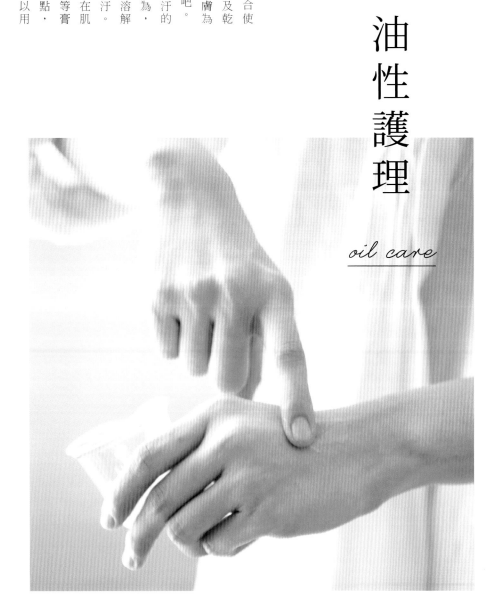

輕柔塗抹基本的卸妝油

卸妝油

使用期限 2～3 週　使用期限

卸妝油能卸妝兼去除毛孔髒汙。
輕柔塗抹後用水沖洗，就能獲得潤澤又乾淨的肌膚。

準備材料

橄欖油	50ml
薄荷油	1 滴
50ml 容器	1 個

作法

1. 將橄欖油倒入 50ml 的容器中。
2. 滴入薄荷油，充分搖勻。

使用法

1. 塗抹於全臉，用面紙按壓除去髒汙，不要搓揉。
之後用水沖洗。眼睛周圍塗上沒有加入薄荷油的橄欖油。

對付乾燥肌就用凡士林

凡士林美容面霜

1 個月　使用期限

肌膚保養的最後，將之少量塗抹於在意的乾燥部位。
能提升肌膚潤澤度。對腳後跟等的龜裂處也很有效。

準備材料

白色凡士林	10ml
小缽	1 個
薄荷油	1 滴
有蓋容器	1 個

作法

1. 將白色凡士林放於小缽中。
變硬而難以拾取時，將之放入微波爐中，
邊觀察邊加熱 20～30 秒。
2. 滴入薄荷油，充分攪拌均勻。
3. 移入容器中，蓋上蓋子。

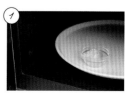

用於舒爽清潔頭皮髒汙

頭皮卸妝油

2～3週 使用期限

頭皮卸妝油可用於改善頭皮味道以及洗去堆積在毛孔中的髒汙。
只要在洗澡前塗抹於頭皮上，就能舒爽清潔。

準備材料

山茶花油（或是橄欖油）
　　　　　　　　50ml
薄荷油................5～10滴
50ml 容器............1個

作法

① 將山茶花油（或橄欖油）倒入 50ml 容器中。

② 滴入薄荷油，充分搖勻。

使用法

① 入浴前先梳頭，將約 5ml 的頭皮卸妝油滴在指腹上，搓揉在頭皮上。
（薄荷油有刺激性，注意不要滴到臉上或眼瞼上）

② 照平常一樣洗頭，洗淨油質。必要時可洗兩次。
※ 一週建議進行 2～3 次。若頭皮乾燥或有皮脂堆積，則可每日使用。

解決受損髮質的困擾

護髮膜

2～3週 使用期限

護髮膜可在入浴前塗抹於髮上，就能擁有美麗秀髮。
能滋潤受損秀髮。

準備材料

山茶花油（或是橄欖油）
薄荷油................3滴
50ml 容器............1個

作法

① 將山茶花油（或橄欖油）倒入 50ml 容器中。

② 滴入薄荷油，充分搖勻。

使用法

① 入浴前先梳頭，將護髮油塗滿整頭、整髮。
（可將毛巾披在肩上，以免油滴到衣服上）

② 將毛巾扭乾水分，放入微波爐中加熱 1 分鐘後包裹住頭髮全體。
用浴帽或是保鮮膜包覆好。

③ 包 15～30 分。
（期間，因入浴會使體溫升高，髮油會更加滲透而有效）

④ 像平常般洗頭，確實沖洗掉殘留在頭髮與頭皮上的油質。
也可以使用潤絲精或是護髮劑。之後再確實用毛巾擦乾頭髮。

將薄荷油使用在
肌膚上時的注意要點

為避免引起肌膚問題，請確實記住。

若肌膚變紅、出現濕疹時，不會單純只是薄荷油的分量過多或濃度過濃，也有可能是因為薄荷油或使用基材（橄欖油等）的使用期限過期，或是做好後放了一段時間所造成的傷害。請適當使用、保管做好的品項。

此外，季節交替之際、睡眠不足，疲勞累積等，身體以及肌膚狀況都低下時，也會出現狀況。為確認是否合於自己的肌膚，請務必於使用前進行肌膚測試（P.24）。

attention 1

一定要進行
肌膚測試

attention 2

肌膚出狀況時

首先，以流動的水確實沖洗，再用發泡性良好的肥皂輕柔洗淨，接著請再次用流水沖乾淨。用毛巾輕按臉部，以吸取水滴，並任其自然乾燥，不要搓揉出狀況的肌膚部分。

若感受到超出爽快感的不舒服刺激感，或是該部位變紅，大多是因使用薄荷油濃度過濃所引起。沖洗後就會復原，若遲遲無法復原，或是出現疹子，請接受醫師的治療。

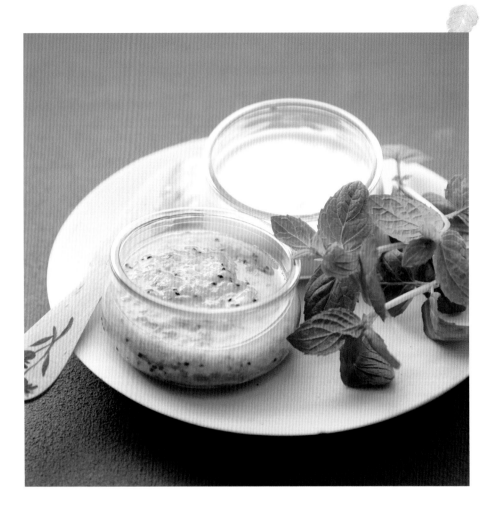

美容面膜

facial mask

能輕鬆使用的美容面膜魅力，怎麼說都是其迅速性以及保溼力。面膜會覆蓋住全臉，提高了密閉效果，所以成分更能有效浸透肌膚。

因應肌膚問題組合材料，試著進行面膜的特殊保養吧。使用方法是在洗完臉後，建議敷在肌膚上5～10分。若在早上化妝前敷，就能更好上妝。晚上，可以閒適地敷著面膜療癒一天的疲憊。

提升保溼力的基本面膜
化 妝 水 面 膜

用含有化妝水面膜敷臉，輕鬆保養。
提升保溼力，更好上妝，可以加入早上的保養程序中。

準備材料

P.27 ～ P.29 介紹的化妝水
—————————————— 20ml
礦泉水 —————————— 10ml
保存袋 —————————— 1 枚

作法

① 將化妝水以及礦泉水放入保存袋中混合。

使用法

① 將化妝水注入化妝水面膜用的面膜上或是化妝棉上。

② 敷在洗完臉後的乾淨肌膚上 5 ～ 10 分鐘，注意不要滴入眼中。

③ 輕輕撕下面膜，在肌膚水潤時塗抹潤膚油或是凡士林霜（P.18）以保護肌膚。

※ 冬天時可以稍微打開保存袋，以稍微高於人體肌膚的溫度加熱，
　並觀察其樣態，這樣就可以舒服使用。

獻給為乾燥肌煩惱的人
化 妝 水 面 膜 （浸劑與蜂蜜）

所謂的浸劑，指的是在水中或是熱水中提取出其成分，也就是浸泡所得的溶液。
對酒精無招架之力或是無法使用酊劑的人，也可以輕鬆利用酊劑原料的提取物。

準備材料

從綠茶、紅茶或是酊劑材料（P.33）中
選取喜歡的材料
　乾燥品 ————————— 約 1tsp
　生鮮品 ————————— 約 3tsp

熱水 ———————————— 120ml
杯子 ———————————— 1 個
蜂蜜 ——————————— 1/3 ～ 1/4tsp
薄荷油 ———————————— 1 滴
小缽 ———————————— 1 個

作法

① 在綠茶、紅茶、酊劑材料等材料中倒入熱水浸泡 5 分鐘，過濾後做成茶汁。
若是一杯分的茶包，直接將之放入杯中。

② 將做成兩次分面膜 60ml 的上澄液（上面澄清的部分）移入小缽中，
放冷至比人體溫度稍高一些後，加入蜂蜜、薄荷油混合，然後溶解。
※ 使用方式與「化妝水面膜（上述）」相同。

带給暗沉肌膚光澤

優 格 面 膜

冷藏保存 2 ～ 3 日

使用
期限

感到肌膚暗沉或乾燥脫皮時，使用優格面膜去除老舊角質。
讓肌膚滑嫩更明亮。也有鎮靜曬傷肌膚的效果。

準備材料

小缽 …………………… 1 個
純優格 ………………… 3 大匙
薏仁粉（或麵粉）
…………………………… 2 大匙
蜂蜜 …………………… 1 小匙
薄荷油 ……………… 1 ～ 2 滴
有蓋容器（或空瓶）
…………………………… 1 個

作法

1 將優格、薏仁粉（或是麵粉）、
蜂蜜放入小缽中混合成糊狀。
做好後移入容器（或空瓶）中。
※ 優格與蜂蜜會因產品不同，粘性也不同，
若較為稀薄就增加粉，若較硬就增加優格來做調整。

2 滴入薄荷油充分混合均勻。

使用法

1 洗臉後，在未敷面膜的眼瞼、眼睛周圍、脣邊，薄薄塗上一層護膚油。

2 避開護膚油，將糊狀物薄薄塗抹到幾乎完整覆蓋肌膚。

3 覆在臉上的時間建議為 5 ～ 10 分鐘，在面膜乾之前洗淨。

4 用化妝水等平常的保養品保養肌膚。

將乾燥脫皮的肌膚變光滑

水 果 面 膜

冷藏保存 1 ～ 2 天

使用
期限

用容易去除老廢角質的水果面膜打造光滑肌膚。
推薦使用含蛋白質分解酵素的哈蜜瓜以及楊桃。

準備材料

哈密瓜或楊桃 ……………………… 2 大匙
片栗粉 ……………………………… 1 ～ 2 大匙
薄荷油 ……………………………… 1 ～ 2 滴
小缽 ………………………………… 1 個

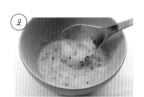

作法

1 將哈蜜瓜或是楊桃放入小缽中，弄成糊狀。

2 加入片栗粉混合，做成容易塗抹在肌膚上的糊狀。
※ 若水果的水分較多，就增加片栗粉的量。

3 滴入薄荷油，充分混合均勻。
※ 使用方同於「優格面膜（上述）」。
快滴下來時，可用廚房餐巾紙按壓臉部黏附其上。

綠茶面膜

借助綠茶力，有效美白，改善青春痘、粗糙肌膚，
打造通透美肌。

準備材料

保鮮膜	50cm
切菜版	1 個
綠茶茶葉	3 ～ 4 小匙（或是 1 小匙綠茶粉）
研磨棒（或湯匙）	1 個
小缽	1 個
麵粉	4 大匙
水	適量
薄荷油	1 ～ 2 滴
有蓋容器（或空瓶）	1 個

作法

① 將保鮮膜平鋪在砧板上。
　 將綠茶葉放中間偏一邊。
　 將保鮮膜折兩折包起茶葉。

② 用研磨棒（或湯匙勺）等從保鮮膜上方按壓碾碎茶葉。
　 將碾碎的茶葉分成 2 小匙（或是綠茶粉 1 小匙）

③ 分兩次將碾碎的 2 小匙綠茶或綠茶粉與麵粉
　 放入小缽中混合。

④ 一點一點加水進去，調成容易塗抹在肌膚上的糊狀。
　 做好後移入容器（或空瓶）中。

⑤ 滴入薄荷油充分混合。
　 ※ 使用方法同於「優格面膜（P.40）」。

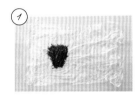

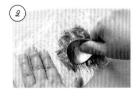

第一章　美容健康　臉部＆身體

薄荷油貼布

薄荷油有鎮痛、抑制炎症的功效，從古早的時候就被當作膏藥使用。同時，因其還有清新、放鬆的作用，身體感到疲勞時，請務必活用它。

基本的使用方法是將薄荷油滴入冷水或熱水中，再將毛巾浸入其中、擰乾，當成貼布般貼在僵硬或感到疲累的部分。過一段時間，就能舒緩緊繃肌肉，擺脫僵硬。舒暢的清涼感也能舒緩心情，可用在想鬆口氣時。

mint poultice

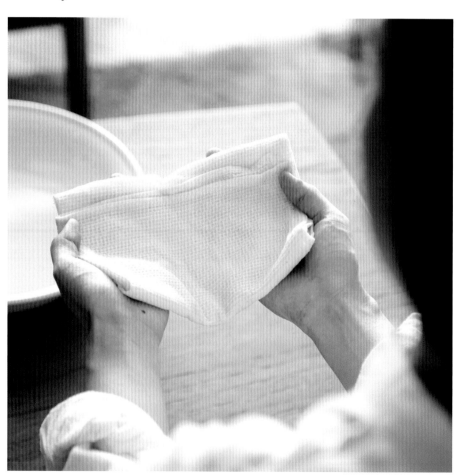

舒緩痠痛，放輕鬆

眼睛疲勞

做好後一次用完

可用於使用智慧型手機以及電腦而導致眼睛疲勞時。
用散發出淡淡薄荷油香味的毛巾覆蓋在眼睛上，就能舒緩痠痛，感覺輕鬆許多。

準備材料

熱水	300 ～ 400ml
冷水	300 ～ 400ml
臉盆	2 個
薄荷油	2 滴
筷子（或湯匙）	1 個
毛巾	2 條

作法

1. 將熱水與冷水分別倒入兩個臉盆中。
2. 在兩個臉盆中各自滴入一滴薄荷油，用筷子（或湯匙）攪拌均勻。
3. 將折小的兩條毛巾分別浸入兩臉盆中。

使用法

（用於發熱充血的眼睛疲勞時）
鬆鬆地絞擰用作冷貼布的毛巾。

（用於肩頸僵硬、眼睛如痠痛般繃緊、眼睛疲勞時）
注意不要燙傷，鬆鬆地絞擰用作熱貼布的毛巾。

1. 將毛巾折成可以覆蓋整臉上半部的大小，躺平，將毛巾覆蓋在鼻子、眼睛、額頭上。
注意熱貼布不要過熱，覆蓋在臉上前要先確認溫度。
敷 1 ～ 2 分鐘。

2. 將熱貼布與冷貼布交換使用。
敷在臉上時，從毛巾上用指腹以舒服的力道按壓、輕揉眼睛四周以舒緩僵硬。
※ 不要按壓眼瞼。

3. 同樣，從毛巾上按揉額頭、太陽穴，順著下去到頭皮、前頭、頭頂、
後側、脖子與頭部交接處、後頸等，一點一點移動按壓的地方，按摩 2 ～ 3 分。

4. 重新絞擰冷貼布並敷在頭上，邊享受薄荷的香氣，邊深呼吸數次。

加上伸展

肩頸疲勞

做好後一次用完　使用期限

進行頻繁的護理以消除令人束手無策的肩頸疲勞。

準備材料

毛巾	3 條
塑膠袋	1 個
臉盆	1 個
熱水	600ml ～ 800ml
薄荷油	2 ～ 3 滴
筷子（或湯匙）	1 根

作法

① 將毛巾折成可以貼和頸後的凹陷處，
放入塑膠袋中，做成首枕。

② 在臉盆中加入熱水。

③ 滴入薄荷油，用筷子（或湯匙）攪拌後，
將折好的毛巾放入其中浸泡，擰乾時注意不要被燙傷，
剩下的一條毛巾也同樣做此處理。

使用法

① 將一條毛巾折兩折成細長狀，注意不要過熱，並圍在脖子上。
為了不弄溼領口，可用乾毛巾罩在衣服上。

② 直接往後仰躺在①做好的首枕上，
將折好的另一條毛巾，從兩耳後方掛在脖子上。

③ 維持兩手鬆垂的姿勢，放鬆 2 ～ 3 分。
※ 腰有問題的人，可在膝蓋後方放置枕頭，彎曲膝蓋放鬆。

④ 用毛巾覆蓋兩耳，從毛巾上按摩耳朵周邊。
逐步移動到耳朵後方、頭部與頸部交接處、肩膀等，
從熱敷的毛巾上按摩舒緩。

⑤ 起來時拿下濡溼的毛巾，
將罩在衣服上的乾毛巾掛在脖子上並抓住其兩端。

⑥ 輕將毛巾往前拉，抬起下巴，伸直脖子。

⑦ 抓住毛巾兩端，擴胸，以像是喊著「萬歲」（雙手高舉）的姿勢活動，慢慢伸展。

緩和痛苦的疼痛

腰部疲勞及生理痛

做好後一次用完　使用期限

可用在腰部疲勞或生理痛而感到痛苦時。只要敷蓋熱毛巾，
就能漸漸緩和疼痛。若能活用保溫劑延長保溫時間，使用起來就很方便。

準備材料

保溫劑	2～4 個
橘子皮（如果有）	1～2 個
生薑	1 片
碗	1 個
熱水	600～800ml
薄荷油	2～3 滴
毛巾	1 條

作法

① 配合保溫材料的大小、個數，邊觀察其情況邊用微波爐加熱。建議 4 個加熱 1 分鐘。

② 將捏碎的橘子皮與生薑切薄後放入碗中，加入熱水放 5 分鐘以上。

③ 滴入薄荷油，攪拌混合後，將折疊好的毛巾浸入其中，擰乾，注意不要燙傷。

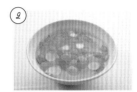

使用法

① 將熱貼布敷在腰或腹部等不舒服的地方，在衣服上覆蓋乾浴巾以免弄溼衣服，並夾入溫熱的保溫劑。

② 建議悠閒舒適地敷個 20～30 分。

一天結束後進行保養

腳部痠痛或疲勞

做一次就用完　使用期限

一天結束後，用冷熱貼布療癒雙腳的痠痛以及疲勞。
配合不同的疲勞程度，分開使用熱、冷貼布會很有效。

準備材料

冷水（或熱水）	800～1ℓ
臉盆	1 個
薄荷油	3～4 滴
毛巾	4 條

作法

① 若是雙腳走路走得很累而發熱，就用冷水；若是雙腳因坐久而浮腫疲累，就準備熱水，將水倒入臉盆中。

② 滴入薄荷油，攪拌混合後，將折疊好的毛巾浸入其中，擰乾。剩下的三條也是同樣作法。

使用法

① 單腳使用兩條毛巾，從腳指到膝蓋如緞帶般纏裹。有浮腫時，稍微裹緊些。

② 纏好後，腳稍微抬高平放，放鬆 5～10 分鐘。膝蓋稍微彎曲。用塑膠袋包覆在腳趾上，就不容易弄溼枕頭及墊子。

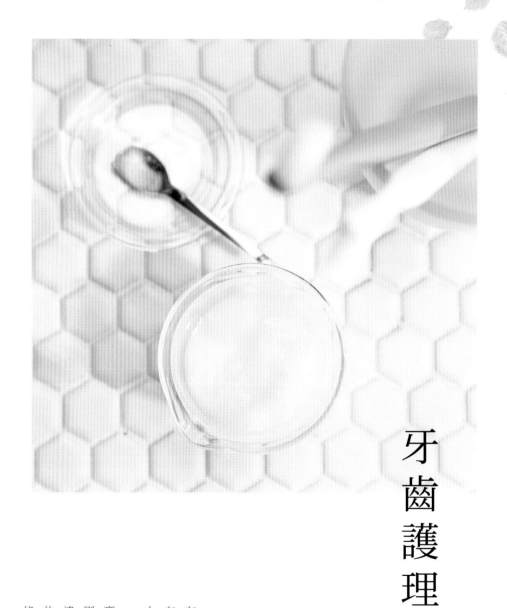

牙齒護理

dental care

薄荷能抑制口內細菌繁殖，能有效預防牙齦炎以及口臭。只要有薄荷油就能自製牙膏以及漱口水。

使用方法非常簡單。若是牙膏，就擠在牙刷上，像平常那樣刷牙，薄荷的清涼感可以讓口腔清新。若是漱口水，就咕嚕咕嚕的漱口。瞬間就能讓口腔清爽，能有效消除口腔黏膩感。

輕柔去汙，清新口腔

牙膏

使用期限 1 個月

使用有殺菌作用的薄荷當牙粉，特徵是有著傳統的溫柔。
每天刷牙，清新口腔。

準備材料

小缽 ⋯⋯⋯⋯⋯⋯⋯⋯⋯⋯ 1 個
小蘇打 ⋯⋯⋯⋯⋯⋯⋯⋯ 2 大匙
甘油 ⋯⋯⋯⋯⋯⋯⋯ 1 又 1/3 大匙
薄荷油 ⋯⋯⋯⋯⋯⋯⋯ 4 ～ 5 滴
天然鹽（盡可能使用粉末類）
⋯⋯⋯⋯⋯⋯⋯⋯⋯⋯ 約 1/2 大匙
有蓋容器 ⋯⋯⋯⋯⋯⋯⋯ 1 個

作法

① 將小蘇打加入小缽中，一點一點加入甘油，混合成膏狀。

② 滴入薄荷油，充分混合後移到容器中。

③ 想緊實疏鬆的牙齦時，可隨喜好加入適量的天然鹽（盡可能使用粉末類）。

※ 若整個變硬難以使用，就加入甘油做調整。

使用法

① 建議一次的使用量為牙刷毛尖部分的 1/2 ～ 1/3 量。可用扁平的小板或湯匙取出，不要將牙刷直接深入容器中沾取。小蘇打會沉澱，甘油會浮到上層，所以可視情況搖勻。使用完的扁平小板或湯匙，要洗淨擦乾。

預防口臭跟蛀牙

綠茶與薄荷的漱口水

使用期限 做好後一次用完

刷牙後或是在意口臭時就咕嚕咕嚕漱口。
加上有殺菌作用的綠茶，擊退蛀牙與口臭。

準備材料

熱水 ⋯⋯⋯⋯⋯⋯⋯⋯⋯⋯ 100ml
綠茶 ⋯⋯⋯⋯⋯⋯⋯⋯⋯⋯ 適量
薄荷油 ⋯⋯⋯⋯⋯⋯⋯⋯ 1 ～ 2 滴

作法

① 將濃綠茶倒入熱水中。

② 冷卻到同人體體溫後，將薄荷油滴入綠茶中搖勻。

享受喜歡的風味

香料漱口水

1 年內 ｜ 使用期限

能預防口臭、有助清潔口腔的漱口水。
要事先做好的話，請活用酊劑原液。

準備材料

肉桂或丁香等香料⋯⋯⋯⋯⋯⋯⋯⋯⋯⋯⋯⋯⋯⋯適量
乾的橘子或檸檬等柑橘類皮
（若沒有，只加香料也可以）⋯⋯⋯⋯⋯⋯⋯⋯⋯適量
35 度蒸餾酒⋯⋯⋯⋯⋯⋯⋯⋯⋯⋯⋯分量足以裝滿準備好的容器
酊劑⋯⋯⋯⋯⋯⋯⋯⋯⋯⋯⋯⋯⋯50ml（依容器大小做調整）
薄荷油⋯⋯⋯⋯⋯⋯⋯⋯⋯⋯⋯⋯50ml 酊劑加 1 ～ 2 滴
密封容器（可用果醬或咖啡空瓶）⋯⋯⋯⋯⋯⋯⋯1 個

作法

1. 將材料放入密封容器中。若是一整個香料，就搗碎，
柑橘皮也要弄碎，建議量為容器的 1/3。
使用粉末狀香料時，建議量則為 1/4。

2. 將 35 度的蒸餾酒倒滿到容器口，確實蓋緊蓋子，輕輕搖勻全體。

3. 過一段時間後，蒸餾酒會蒸發至空氣中，使瓶中出現些微空隙，
此時再將蒸餾酒注滿至容器口。

4. 放在陽光照不到的陰暗處，三不五時搖勻。
1 個月後用咖啡濾紙或廚房餐巾紙等過濾掉原料，用酊劑液填滿瓶子。

5. 以 50ml 酊劑對 1 ～ 2 滴薄荷油的比例，滴入薄荷油後充分搖勻。

使用法

1. 充分搖晃酊劑的瓶子後，在杯中倒入一口的分量。

2. 加水稀釋成 2 ～ 3 倍，咕嚕咕嚕漱口。

3. 可因過於刺激或偏好的風味更為稀釋，
也可以補加薄荷油來調整風味。

按摩也可以預防鬆弛

清潔口腔用油

用油清潔口腔髒汙。使用舌頭按摩，
若能每天持續下去，連鬆弛的臉部線條都能變緊實。

2～3週　使用期限

準備材料

食用橄欖油
（或太白胡麻油、椰子油等喜歡的食用油）……………………… 15ml
薄荷油 ……………………………………………………………… 1 ～ 2 滴

作法

① 將薄荷油滴入食用橄欖油中充分混合均勻。

使用法

① 口含油，讓油在口中轉動，浸潤口腔。
使用舌頭按摩能碰觸到的範圍如牙齦裡外、頰部等。
尤其仔細按摩口腔周邊以及鼻脣溝部分。

② 吐出油，戴上廚房用免洗手套等，用手指按摩舌頭表面、
背面以及舌頭碰不到的地方。
※ 也可以使用按摩牙齦用的指套牙刷。

③ 若唾液流了滿嘴，就和口中殘留的油一起吐出。

④ 如果介意口中殘留有油的感覺，
使用「綠茶與薄荷的漱口水（P.47）」就能使口腔清新。

> **漱口時的注意事項**
>
> 含在口中時若覺得薄荷油很刺激，
> 就使用少量薄荷油漱口。

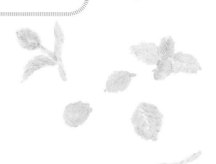

身體潤膚油美容

這裡將介紹可以使用在身體按摩上的潤膚油（按摩法請參閱P105～108）。保養時，依與薄荷油混合的不同植物油來區分使用，會更有效。

只不過，製作時別忘了薄荷油是刺激性很強的精油。當覺得薄荷油刺激很強時，可以減量。輕柔按摩在意的部分，就能打造光滑肌膚。

body oil pack

50

打造光澤裸肌

頸部、胸口

2～3週 使用期限

仔細重複保養容易顯露年齡的脖子以及胸口很重要。
使用有讓肌膚重返年輕效果的澳洲胡桃油打造潤澤裸肌。

準備材料
澳洲胡桃油
（沒有就用橄欖油）
─────────50ml
薄荷油─────5滴

作法
① 將薄荷油滴入澳洲胡桃油中，
充分混合均勻。

使用法
① 在手心上倒1小匙左右的油，用雙手摩擦溫熱後，均勻塗抹脖子前後，
輕柔按摩抹開。肩膀、胸口也用油塗抹。
② 將毛巾擰乾水分，放入微波爐中加熱1分鐘，
做成溫熱的蒸氣毛巾，蓋在塗有油的地方，溫熱1～2分。
③ 用蓋著的溫熱毛巾擦去多餘的油。
④ 必要時塗抹基礎化妝水（P.27）保溼。

打造潤滑肌膚

手腕（手肘以下）

2～3週 使用期限

手肘容易脫皮，混用高保溼效果的山茶花油就能更顯滑潤。
輕輕搓揉感到僵硬或疲憊處也很有效。

準備材料
山茶花油（沒有就用橄欖油）
─────────50ml
薄荷油─────6滴

作法
① 將薄荷油滴入山茶花油中，充分混合均勻。

使用法
① 撕下兩張能完整包裹住手肘以下部位長度的保鮮膜並列放好。
② （單手分量）倒1小匙左右的油在手掌心，用雙手摩擦溫熱後，
輕柔按摩地從指尖到掌心塗抹開來。
補足油量，在兩手上塗抹約2小匙的油。
③ 用保鮮膜纏裹兩手肘以下部位，放鬆5分鐘。
④ 取下保鮮膜，用面紙擦去多餘的油。
⑤ 有需要時可塗抹基礎化妝水（P.27）保溼。

解決脫皮以及僵硬的問題

腳（膝蓋以下）

2 ～ 3 週　使用期限

仔細搓揉容易出現脫皮、暗沉的膝蓋，以及容易長硬皮的腳跟，
舒爽揉開僵硬以及覺得疲勞的小腿以及小腿肚。

準備材料

山茶花油（沒有就用橄欖油）
　　　　　　　　　　　50ml
薄荷油 ············· 8 滴

作法

1 將薄荷油滴入山茶花油中，充分混合均勻。

使用法

1 撕下兩張能完整包裹住膝蓋以下部位長度的保鮮膜並列放好。

2 小腿的乾燥肌若像是可被風吹起的粉狀，可塗上化妝水潤澤再抹油。
單腳的使用分量是，在手心倒上約 1 小匙的油，雙手搓揉油使其溫熱，
按摩般從腳尖塗到膝蓋處。

3 用保鮮膜纏裹兩膝蓋以下部位，放鬆 5 分鐘。
若會覺得冷，可以在保鮮膜上蓋上蒸氣熱毛巾溫熱。

4 取下保鮮膜，用面紙擦去多餘的油。

5 有需要時可塗抹基礎化妝水（P.27）保溼。

用於緩和生理期前的不適、腰部痠軟、便祕

肚子、腰部

2 ～ 3 週　使用期限

橄欖油有益舒緩因疲累及疼痛所造成的肌肉僵硬，
按摩般塗抹橄欖油以改善淋巴循環。

準備材料

橄欖油 ············· 50ml
薄荷油 ············· 7 滴

作法

1 將薄荷油滴入橄欖油中，充分混合均勻。

使用法

1 在手心倒上約 1 小匙的橄欖油，雙手搓揉使其溫熱，
以畫圓的方式，按摩般塗抹在肚子上。
補充油，抹開至腰部。

2 將毛巾擰乾水分，放入微波爐中加熱 1 分鐘，做成蒸氣熱毛巾，
蓋在塗有油的地方溫熱約 1 ～ 2 分鐘。

3 用蒸氣熱毛巾擦去多餘的油。

4 有需要時可塗抹基礎化妝水（P.27）保溼。

第二章

居家清潔

打掃 &

香氛

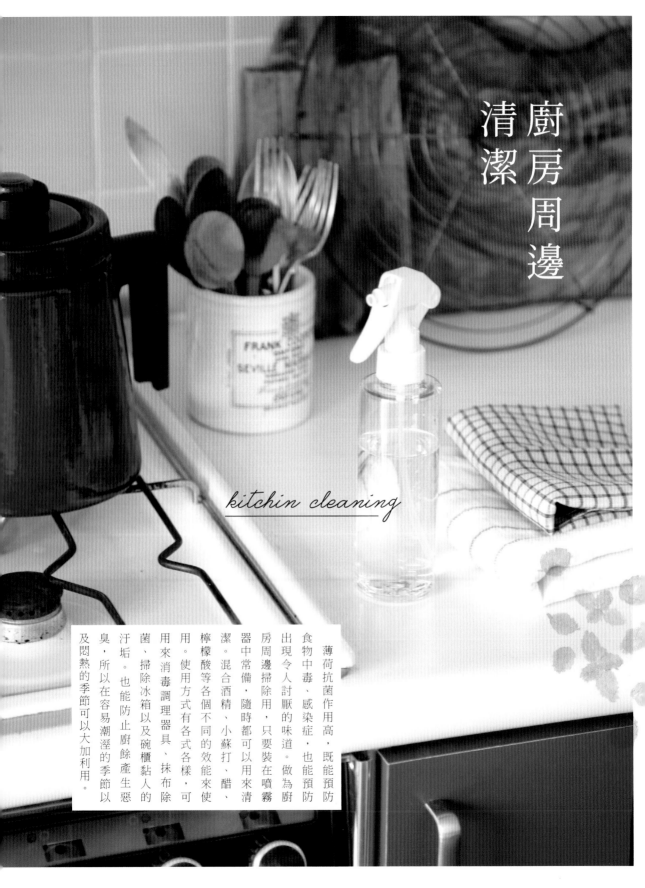

廚房周邊
清潔

kitchin cleaning

薄荷抗菌作用高，既能預防食物中毒、感染症，也能預防出現令人討厭的味道。做為廚房周邊掃除用，只要裝在噴霧器中常備，隨時都可以用來清潔。混合酒精、小蘇打、醋、檸檬酸等各個不同的效能來使用。使用方式有各式各樣，可用來消毒調理器具、抹布除菌、掃除冰箱以及碗櫃黏人的汙垢。也能防止廚餘產生惡臭，所以在容易潮溼的季節以及悶熱的季節可以大加利用。

酒精與薄荷油的廚房噴霧

可以去除輕微的油汙，除菌完後，不用再擦拭第二次。薄荷香有讓蚊蟲討厭的效果，可以用來打造讓細菌、害蟲都難以接近的廚房。

準備材料

水	70ml
純乙醇	30ml
薄荷油	1 ～ 5 滴
噴槍型的噴霧器	1 個

作法

1　將水與純乙醇加入噴霧器中，做成 30％的酒精水。

2　滴入薄荷油，充分混合均勻之後，就能做成在料理中也能輕鬆使用、恰到好處的香味。料理完以及用來打掃時，可以將薄荷油加到 20 滴左右。若覺得對肌膚刺激性太強，就戴上廚房用的橡膠手套。

使用法

料理前	將料理台以及料理器具用噴霧器噴溼，然後擦乾。
料理中	使用砧板、菜刀等時，用噴霧器噴霧然後用抹布擦拭。
料理中醬料以及油漬飛濺時	趁滴落在瓦斯爐周遭以及料理台上的調味料等髒汙變乾前，使用噴霧並擦拭乾淨。若已經變乾，則是先噴噴霧，並於其上覆蓋面紙等，放置一段時間，等乾汙變軟後再擦掉。
冰箱、碗櫃、微波爐的把手部分	料理時沾到的痕跡或髒汙，可將噴霧噴在乾抹布上擦拭，或直接噴霧在上面後擦掉。
防止廚餘發生惡臭	將廚餘徹底瀝淨水分後噴霧。直接將噴霧噴在廚餘回收桶的廚餘上。
使用完後調理器具的除菌	清洗完調理器具後噴灑噴霧。不需擦第二次。
擦拭打掃冰箱、微波爐等廚房家電	將噴霧噴在乾抹布上進行擦拭，或是直接將噴霧噴在上頭後擦掉。微波爐裡面，可將噴霧多噴幾次在擰乾水的抹布上，放進微波爐加熱 1 分鐘，利用蒸氣將髒汙融化到可擦掉的程度，再等噴有噴霧的抹布冷卻後用該抹布擦拭。
用完餐後的餐桌	直接噴灑噴霧並擦拭，或將噴霧在乾抹布上使用。
抹布除菌	在使用完洗滌過的抹布兩面上噴上噴霧並晾乾。
水槽以及料理台的除菌	料理完後，將噴霧噴在收拾完的水槽、調理台、瀝水架、自來水管等上。
料理後廚房地板	噴灑噴霧，用抹布擦拭打掃，就能清潔髒汙與油垢。

\ 避免事項 /
原木等不能用水擦拭。為以防萬一，有塗漆、上蠟等處，請先試擦在不顯眼的地方試試。

小蘇打與薄荷油的廚房噴霧

使用方法幾乎同於 P.55 的噴霧，是打掃廚房周邊的珍貴物。
小蘇打屬鹼性，用來去除酸性油汙很方便

使用期限 2～3天

準備材料

水	100ml
小蘇打	1 小匙
薄荷油	1 ～ 5 滴
噴槍型的噴霧器	1 個

作法

1. 將小蘇打加入有水的噴霧器中溶解。

2. 滴入薄荷油，充分混合均勻。料理完後打掃時，
可以將薄荷油加到 20 滴左右。
若覺得對肌膚刺激性太強，
就戴上廚房用的橡膠手套。
小蘇打水乾了之後會留有小蘇打的結晶，
可沖洗掉或於用完時擦掉。

\ 避免事項 /

原木等不能用水擦拭。為以防萬一，炭蓆、竹籃等竹製品、鍋子等鋁製品、有塗漆、上蠟等處，請先試擦在不顯眼的的地方。

使用法

料理前	將料理台以及料理器具用噴霧噴溼，然後擦乾。
料理中醬料以及油漬飛濺時	趁滴落在瓦斯爐周遭以及料理台上的調味料等髒汙變乾前，使用噴霧並擦淨。若已經變乾，則是先噴噴霧，並於其上覆蓋面紙等，放置一段時間，等髒汙變軟後再擦掉。
冰箱、碗櫃、微波爐的把手部分	料理時沾到的痕跡或髒汙，可噴上噴霧後擦掉。
防止廚餘發生惡臭	將廚餘澈底瀝淨水分後噴霧。直接將噴霧噴在廚餘回收桶的廚餘上。
用完餐後的餐桌	用完餐後，直接噴灑噴霧並擦拭。若殘留有小蘇打的擦拭痕跡，可用熱水或水做最後的擦拭。
水槽以及料理台的除菌	料理完後，將噴霧噴在收拾完的水槽、調理台、瀝水架、自來水管等後擦乾。
料理後廚房地板	噴灑噴霧，用抹布擦拭打掃。若擦得不夠乾淨，可用熱水或水做最後的擦拭。

醋與薄荷油的廚房噴霧

醋對水漬等鹼性汙漬能發揮去汙力。
使用小蘇打後用來做最後的擦試，會更乾淨光亮。

準備材料

水 ……………………… 50ml
穀物醋
（不可以使用加有糖或醬汁的合成醋、
壽司醋）……………… 50ml
薄荷油 ……………… 4～5滴
噴槍型的噴霧器 …… 1個

使用方法幾乎同於
「酒精與薄荷油的廚房噴
霧」（P.55）。

作法

① 將水與穀物醋加入噴霧器中混合。
使用米醋、蘋果醋時要確認，
標籤上的酸度，最好稀釋成 2% 左右。
不過，因為糖分很高，
在下述「使用方法」擦拭完後，
要將有滲透到噴霧的砧板、抹布等用水沖淨。

② 滴入薄荷油，充分混合均勻。
若介意醋的味道，可將薄荷油增加到 10 滴。
若覺得對肌膚刺激過強，
請戴上廚房用橡膠手套。

名稱:りんご酢
●酸度:5.0%
味期限:下部に
光を避けて

使用法

料理前
將料理台以及料理器具用噴霧器噴溼，然後擦乾。
不過，要避開不耐酸的鐵製品、人工大理石的調理台。

料理中
使用砧板、菜刀等時，用噴霧器噴霧然後用抹布擦拭。

防止廚餘發生惡臭
將廚餘澈底瀝淨水分後噴霧。
直接將噴霧噴在廚餘回收桶的廚餘上。

使用完後調理器具
的除菌
洗淨後，將噴霧噴灑其上至溼潤狀態後擦乾，或洗淨。
玻璃製品或不鏽鋼鏡擦完後會變得閃閃發光，不過，
不耐酸的鐵製鍋具、菜刀、瓦斯爐架等會變色或生鏽，所以要避開。

餐前餐後的餐桌
直接噴灑噴霧並擦拭，或將噴霧在乾抹布上使用。木、竹、藤等製品也能用，
所以可以用來擦椅子。不過，不要使用在有塗油漆的桌子以及椅子上。

抹布除菌
在使用完洗滌過的抹布兩面噴上噴霧並晾乾。若介意醋的味道，
噴霧後稍微放置一段時間，讓噴霧融入抹布中後再洗滌。

水槽以及料理台的
防水漬、除菌
料理完後，將噴霧噴在收拾完的水槽、調理台、瀝水架、水龍頭等上。
木製砧板以及竹笊籬等可以直接晾乾。
不銹鋼、磁磚等處擦乾後就會閃閃發光。

料理後廚房地板
噴灑噴霧，用抹布擦拭。

避免事項

不能用在鐵製、塗有油漆
之處、人工大理石上。

檸檬酸與薄荷油的廚房噴霧

如果不介意醋的味道，想享受薄荷香氣，就用這款。
使用方式幾乎同於「醋與薄荷油的廚房噴霧」（P.57），
用完小蘇打水後以此擦拭會很有效。

準備材料

水	100ml
檸檬酸	1 小匙
薄荷油	4 ∼ 5 滴
噴槍型的噴霧器	1 個

作法

① 將水與檸檬酸加入噴霧器中相溶、混合。

② 滴入薄荷油，充分混合均勻。

檸檬酸噴霧在水分蒸發後會殘留有檸檬酸的結晶，最後一定要擦過，並將殘留在砧板以及抹布上的結晶洗淨。

\ 避免事項 /

不能用在鐵製、
塗有油漆之處、人工大理石、
無法沖洗的東西上。

使用法

料理前
將料理台以及料理器具用噴霧器噴溼，然後擦乾。
不過，要避開不耐酸的鐵製品、人工大理石的調理台等。

調理中
使用砧板、菜刀、笊籬等時，用噴霧器噴霧然後用抹布擦拭。

防止廚餘發生惡臭
將廚餘澈底瀝淨水分後噴霧。
直接將噴霧噴在廚餘回收桶的廚餘上。

使用完後調理器具的除菌
洗淨後，將噴霧噴灑其上至溼潤狀態後擦乾，或洗淨。
玻璃製品或不鏽鋼鏡擦完後會變得閃閃發光，不過，
不耐酸的鐵製鍋具、菜刀、瓦斯爐架等會變色或生鏽，所以要避開。

餐前餐後的餐桌
直接噴灑噴霧並擦拭，或將噴霧噴在乾抹布上使用。
不要使用在有塗油漆的桌子上。

抹布除菌
在使用完洗滌過的抹布兩面噴上噴霧，稍微放置一段時間，
讓噴霧融入抹布中後再洗滌。

水槽以及料理台的防水漬、除菌
料理完後，將噴霧噴在收拾完的水槽、調理台、
瀝水架、水龍頭等上，然後擦拭、洗淨。

料理後的廚房地板
噴灑噴霧，用抹布擦拭。

粉末狀的小蘇打與薄荷油的清潔劑

只要在粉末狀的小蘇打中滴入薄荷油，如此輕鬆簡單就是其魅力。
用來刷洗鍋具、排水管除汙、防止臭味都很有效。

第二章　居家清潔　打掃＆香氛

準備材料

小蘇打	約容器的 7 ～ 8 成
塑膠袋	1 個
薄荷油	1 大匙的小蘇打加 1 ～ 3 滴的薄荷油
有孔的香料瓶或是灑粉容器	1 個

作法

① 在有孔容器中加入小蘇打至 7 ～ 8 分滿。

② 將有孔容器中的小蘇打移至塑膠袋中。

③ 以 1 大匙小蘇打加入 1 ～ 3 滴薄荷油的比例充分混合均勻。

④ 裝回有孔容器中。

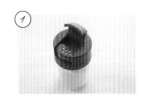

使用法

① 將洗過的鍋子等約略去除汙垢後，灑上小蘇打去汙粉。
用刷洗用、接縫處較細的海綿或
「柑橘刷帚」（P.61）等刷淨、沖洗。
接縫處較粗的洗餐具用海綿等，
小蘇打容易卡進去，所以不適合用來磨刷。
微波爐以及烤架內部等不能沖洗的地方，
就用溼抹布擦拭。

＼ 避免事項／

原木等不能用水擦的地方、笊篱或籃子等竹製品、鍋具等鋁製品。上漆、上蠟、漆器等用具。

② 用來排水管除汙時，使用 1 杯（200CC）的小蘇打，
並加入約 20 ～ 30 滴的薄荷油。
用約 50℃的溫水大量流入排水管以軟化汙垢，
接著灑滿小蘇打。放約 1 小時後，再大量注入約 50℃的溫水。
必要時可用舊牙刷做最後的洗刷。

乳劑狀的小蘇打粉與薄荷油的清潔劑

在小蘇打中混合進中性洗潔劑做成乳劑狀的清潔劑，
平常使用起來很方便。可以使用來清潔燒焦的油汙或刷洗物品。

準備材料

小缽	1 個	廚房用中性洗潔劑	建議量為 1 小匙
小蘇打	1 大匙	有蓋的廣口容器	1 個
薄荷油	1 ～ 3 滴		

作法

① 將小蘇打倒入小缽中，滴入薄荷油充分混合均勻。

② 一點一滴加入廚房用中性洗潔劑，攪拌成乳劑狀，
放入有蓋的廣口容器中。

※ 不同的中性洗潔劑黏性也不同，可以調整加入的量。
剛做好的小蘇打刷洗力較佳，最好是每次要用時再做。

使用法

① 沖洗過後的鍋具，可適量加在刷洗用質地較細的海綿或
「柑橘刷帚」（P.61）上來磨刷，
可將沖洗後變霧面的玻璃或茶漬洗得乾淨發光。
微波爐或烤架內部等不能用水沖洗的地方，就用溼抹布擦拭。

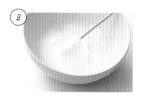

\ 避免事項 /

原本等不能用水擦的地方、
笊籬或籃子等竹製品、鍋具
等鋁製品。上漆、上蠟、漆
器等用具。

薄荷油廚房肥皂

利用薄荷的抗菌效果，可以用來洗抹布以及洗手，
是自然又溫和的廚房肥皂。

準備材料

無添加液體肥皂（成分是水以及僅含有鹼性肥皂質地的東西，通常作為手工香皂、
身體用香皂、洗髮用香皂在販賣） 170 ～ 180ml
甘油 20 ～ 30ml
薄荷油 8 ～ 10 滴
按壓式容器（能按壓泡沫型） 1 個

作法

① 將無添加液體肥皂裝入能按壓泡沫型的
按壓式容器中。加入甘油到 200ml。

② 加入薄荷油，裝上壓頭。
（肌膚乾燥、手部脫皮、有濕疹的人，
要控制薄荷油用量）

③ 輕輕搖晃，讓全體混合均勻。

使用法

① 按壓在抹布上，充分洗淨後
用水沖淨，用力擰乾。

用完即丟的柑橘刷帚製作法

剝下的柑橘類果皮變身為可以使用在廚房周邊用的刷帚。使用小蘇打以及檸檬酸，讓廚房變得閃閃發亮吧。

準備材料

柑橘類果皮
（蜜柑、夏蜜柑、葡萄柚、橘子等）────────適量

作法

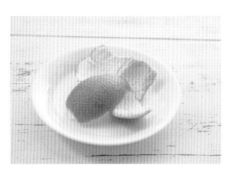

將柑橘類果皮撕成
容易刷洗的大小。
用不完的分放入保存袋中，
放冷凍。
自然解凍要使用分量的果皮，
或是用微波爐加熱 10 秒解凍。

使用法

1

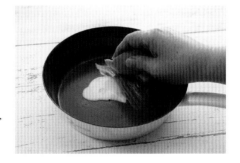

大致沖洗掉鍋子以及
平底鍋的汙垢後，擠上
「乳劑狀的小蘇打粉與
薄荷油的清潔劑」（P.60），
用柑橘刷帚刷洗、沖淨。

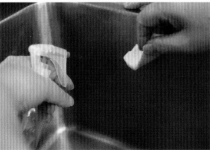

2

將「醋與薄荷油的廚房噴霧」（P.57）
「檸檬酸與薄荷油的廚房噴霧」（P.58）
噴在水槽等處的水漬上，
再用柑橘刷帚擦掉，
然後用水沖或溼抹布擦淨。

第二章 居家清潔 打掃 & 香氛

房間清掃

薄荷油也可以活用在每天的清掃上。例如擦拭、打掃地板或榻榻米的時候，比起只用水擦，薄荷油還可以預防發臭。除了殺菌，當然還有除臭的效果，房間整體都會散發薄荷清爽的香氣。當然，也能大加利用在洗臉台、浴室以及廁所的清掃上。配合使用目的做出不同品項，常保環境清潔！

擦拭、打掃地板

將噴霧在地板上後擦拭乾淨,既有殺菌效果也更乾淨。
細微的刮傷會變得不顯眼,提升自然亮澤感。

準備材料

鍋	1 個
熱水	200ml
紅茶(一般)	茶包 1 個
(較淡的 2 ～ 3 個)	
水	400ml
薄荷油	3 ～ 4 滴
噴槍型噴霧器	1 個

作法

1. 煮沸鍋中熱水,放入紅茶包。
   煮 1 ～ 2 分直到顏色變濃。
2. 取出茶包,加水冷卻,裝入噴霧器中。
3. 加入滴薄荷油充分混合均勻。

使用法

1. 將噴霧噴在地板上,用抹布或適合擦地板的布巾等擦乾淨。
   或是將溶液倒入水桶中,浸入抹布與毛巾,然後擰乾。
2. 拿出茶包,擦拭顯眼的小傷痕處,重複擦拭後,
   顯眼處會變得不容易看出。在花粉或感冒病毒增多的季節,
   可以將噴霧噴在空中,然後乾擦。

避免事項
原木等不能用水擦的地
方、容易沾染上紅茶漬的
地方。

打掃榻榻米

薄荷油有殺菌效果,最適合用來打掃榻榻米。
在容易產生花粉以及塵蟎的季節中,可以勤快進行。

準備材料

| 茶葉渣 | 5 杯茶的分量 | 薄荷油 | 2 ～ 3 滴 |
| 耐熱容器 | 1 個 | 免洗筷 | 1 雙 |

作法

1. 建議分量為,四疊半榻榻米取用約五杯茶分量的茶葉渣。
2. 為了不讓榻榻米染上茶漬,擰乾茶葉渣後鋪散在耐熱容器中,
   邊觀察其模樣邊放入微波爐加熱 30 秒,以除去多餘水分。
   ※ 也可以不用微波爐,但加熱後,綠茶與薄荷的香味會更突出,
   　能提高除臭以及滅菌的效果。
3. 冷卻到手可以觸摸時,滴入薄荷油,用免洗筷混合均勻。

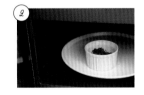

使用法

1. 灑在榻榻米上。
2. 放置 10 分鐘,使用掃帚或除塵拖把等,將茶葉渣蓋在垃圾上,然後掃起。
3. 沿榻榻米接縫處使用吸塵器。

打掃泛黃的榻榻米

榻榻米長年使用下來，泛黃汙漬會很顯眼。
定期使用薄荷打掃，就能預防泛黃。

使用期限

做一次就用完

準備材料

熱水	約 1/3 水桶的量
穀物醋	2 大匙
薄荷油	3 ～ 5 滴
水桶	1 個

作法

1 將熱水倒入水桶中，倒入穀物醋與薄荷油，
輕輕攪拌混合均勻。
※ 肌膚敏感的人要戴上手套使用。

使用法

1 將抹布浸入水桶中。

2 擰乾抹布，擦拭榻榻米。榻榻米的邊緣會變色，要避開。
換條抹布，浸入水桶中後擰乾，趁水還溫著時擦乾淨

3 通風換氣，盡快讓榻榻米上的水分乾燥。

清潔地毯用的粉末

使用小蘇打粉，可以用在地毯或有軟墊的沙發上。
可以預防不好的氣味以及塵蟎、黴菌。

使用期限

做一次就用完

準備材料

小蘇打	2 杯
薄荷油	5 ～ 10 滴
塑膠袋	1 個

作法

1 將小蘇打裝入塑膠袋中，將薄荷油
滴入小蘇打中，注意不要沾到袋子上。

2 擰緊塑膠袋口，將袋中內容物混合均勻。

使用法

1 均勻灑在地毯上，等 30 分鐘。

2 用吸塵器仔細吸起。

浴室、洗手台排水管的發泡清潔劑

洗手台、浴室的排水管會有雜菌繁殖以及汙漬，尤其黏滑的汙漬很顯眼。
發泡型清潔劑能讓汙漬浮出表面，使用這類清潔劑就能不費功夫地打掃
乾淨。

使用期限

做一次就用完

準備材料

500ml 寶特瓶	1 個
水	300ml
明礬（可在超市買到）	10g
小蘇打	1 杯
薄荷油	20 ～ 30 滴

作法

1 將水與明礬加入寶特瓶中充分混合。
三不五時搖晃混合併放置一晚，
令其完全溶解後，就做成了明礬水原液。

2 將薄荷油滴入小蘇打中
混合均勻（1 次的分量）。

使用法

1 用 50℃左右的溫水大量沖洗排水管以軟化汙漬。
灑滿滴入薄荷油的小蘇打。

2 一點一滴流入明礬水原液，放置 30 分鐘～ 1 小時。
（即便噗噗的發泡停了下來，也照樣放著）

3 用 50℃左右的溫水大量沖洗，最後使用舊牙刷刷洗。
※ 頭髮不會溶解，必要時偶爾可使用適合的排水口清潔劑。

洗手台、浴室清潔劑 & 預防黴菌

若在鏡面上有如鱗狀的水漬或皂垢，有了這個就能清潔溜溜。
沖洗後噴上噴霧，也能預防黴菌。

使用期限

2 週

準備材料

500ml 寶特瓶	1 個
水	700ml
明礬（可在超市買到）	10g
薄荷油	3 ～ 5 滴
噴槍型噴霧器	1 個

作法

1 將 300ml 的水跟明礬加入保特瓶中，充分混
合。三不五時搖晃混合一下並靜置一晚。
令其完全溶解，做成明礬水原液。

2 將 1/2 杯（100ml）明礬水原液與
兩杯（400ml）的水加入噴霧器中，
稀釋成 5 倍。

3 滴入薄荷油，充分混合均勻。

使用法

1 清洗浴室汙垢時，噴上噴霧，再用浴室專用刷或海綿等擦刷、沖淨。
沖洗後噴上噴霧就能預防黴菌。噴霧時戴上橡膠手套，噴霧要噴在臉部以下的地方，
噴在天花板等處時則要使用護目鏡等保護眼睛，可噴在除塵紙拖把或抹布上擦拭。

廁所打掃噴霧

利用薄荷的除菌效果以及明礬水的酸性效果，來清除廁所汙垢以及防臭。
也可以將馬桶內部以及馬桶墊全部清潔乾淨。

準備材料

500ml 寶特瓶	1 個
水	360ml
明礬（可在超市買到）	10g
薄荷油	3 ～ 5 滴
噴槍型噴霧器	1 個

作法

① 將 300ml 的水跟明礬加入寶特瓶中，充分混合。不時搖晃混合一下並靜置一晚。
令其完全溶解，做成明礬水原液。

② 在 1 大匙（15ml）明礬水原液中加入 4 大匙（60ml）水，混合稀釋成 5 倍。

③ 裝入噴霧器中，滴入薄荷油，充分混合均勻。

使用法

馬桶內部 ⋯⋯⋯⋯ 噴上噴霧，用刷子刷，用水沖淨。

馬桶墊 ⋯⋯⋯⋯ 將噴霧噴在衛生紙上後擦拭。

馬桶外側、地板、牆壁 ⋯⋯⋯⋯ 直接噴上噴霧後擦淨。

用來防臭時

作法

① 在 1/2 大匙（7.5ml）明礬水原液中加入 5 ～ 6 大匙（75 ～ 90ml）水，
稀釋成 10 ～ 20 倍。

② 裝入噴霧器中，滴入 4 ～ 5 滴薄荷油，充分搖晃混合均勻。

使用法

① 將噴霧噴在馬桶內側、尿液容易飛濺出來的地板、牆上等。
多使用幾次後，明礬的結晶會變白，可用抹布沾水擦拭。

皮革製品保護霜

用來保養皮面的沙發、椅子、皮包、錢包、皮衣、皮鞋等皮革製品。
可用於防止龜裂、防水，薄荷香也可用於防臭。

準備材料

白色凡士林	10ml
小缽	1 個
薄荷油	2 ～ 3 滴
有蓋容器	1 個

作法

① 將白色凡士林舀到小缽中。
若變硬難舀，就觀察其樣子
邊以微波爐加熱 20 ～ 30 秒。

② 滴入薄荷油，充分攪拌均勻。
移入容器中，蓋上蓋子。

使用法

① 用刷子刷去灰塵，用軟布沾取少量保護霜，摩擦般薄薄塗上一層後再乾擦。
凡士林有防水效果，雨天時再塗一次，可以防止弄溼後的水漬以及黴菌。

結露膏

冬天或梅雨時，窗上會溼淋淋地結成露。為了讓生活過得舒適，
就用凡士林的防水效果以及薄荷的殺菌效果來守護窗戶周邊吧。

準備材料

白色凡士林	10ml
小缽	1 個
薄荷油	1 滴
茶樹精油（如果有）	
	1 滴
肉桂或丁香香料粉（如果有）	
	約 1/3tsp
有蓋容器	1 個

作法

① 將白色凡士林舀到小缽中。
若變硬難舀，就觀察其樣子，
邊以微波爐加熱 20 ～ 30 秒。

② 滴入薄荷油，充分攪拌均勻。
※ 如果有茶樹精油、肉桂粉或丁香粉，
就一起加入，攪拌均勻後有助防止黴菌。

③ 移入容器中，蓋上蓋子。

使用法

① 結露的水會形成水漬，可用柔軟的布料擦拭凸窗木頭部分以及對角部分。

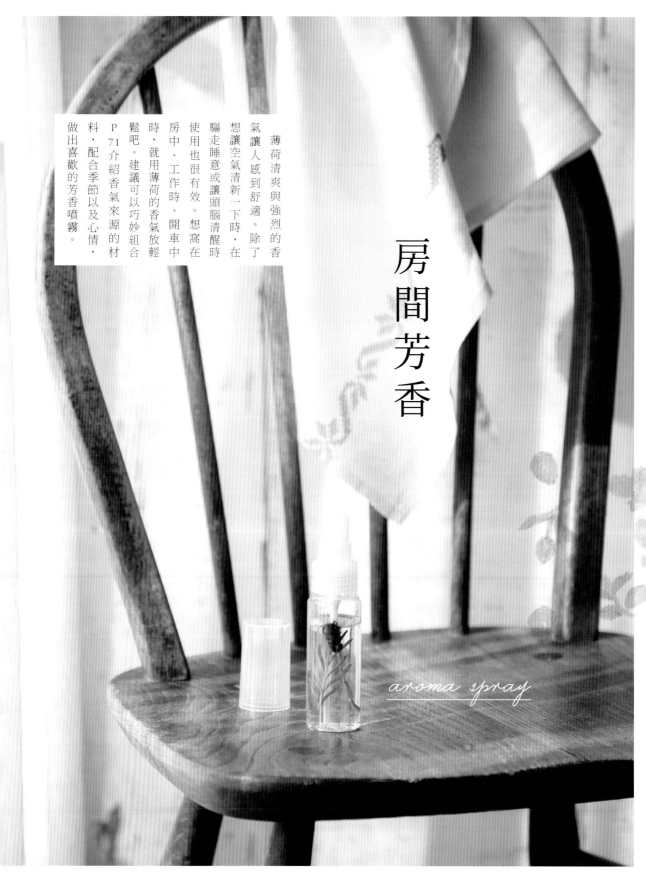

房間芳香

aroma spray

薄荷清爽與強烈的香氣讓人感到舒適。除了想讓空氣清新一下時，在驅走睡意或讓頭腦清醒時使用也很有效。想窩在房中、工作時、開車中時，就用薄荷的香氣放輕鬆吧。建議可以巧妙組合 P71 介紹香氣來源的材料，配合季節以及心情，做出喜歡的芳香噴霧。

窗簾除臭劑 &
花粉季噴霧

防止窗簾異味，打造清爽空間。
依不同目的加入精油，也能用來預防鼻子問題以及夏天蚊蟲。

準備材料

水	500ml	尤加利樹精油或茶樹精油（如果有）	10 滴
小蘇打	1/2 小匙	天竺葵精油或香茅油（如果有）	10 滴
薄荷油	10 滴	噴槍型噴霧容器	1 個

作法

1. 將水與小蘇打加入噴霧器中溶解。
2. 滴入薄荷油，充分攪拌均勻。

※ 將芳療用尤加利樹精油以及茶樹精油混合後，可以預防花粉季時的鼻子問題以及感冒。
要驅除夏天蚊蟲，建議可混合天竺葵精油以及香茅精油使用。混合時，加上薄荷油共滴 10 滴。

使用法

1. 充分搖勻後，將窗簾整個噴一遍。
小蘇打不會揮發，偶爾可用吸塵器刷頭掃除並每季清洗。

車內清新

光只是在車內「咻咻」噴霧，辛辣香草味就會淡淡飄散開來。
也有預防暈車的效果。

準備材料

小鍋	1 個	薄荷油	3 滴
水	100ml	噴槍型噴霧容器	1 個
生薑（薄片）	5 ～ 6 片		

作法

1. 將水與生薑放小鍋中煮沸。咕嘟咕嘟煮 1 ～ 2 分後熄火放冷。
2. 濾掉生薑，裝入噴霧器中，滴入薄荷油，充分搖勻。
使用前先搖勻再噴。

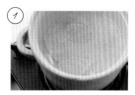

使用法

1. 人坐進車內前先噴。
※ 不要朝人噴。想直接噴在座椅上時，請先在不顯眼處試噴。
2. 噴在面紙或棉布上再擦拭車內。
3. 用來預防暈車時，可噴在口罩外側或面紙上，將有噴霧的一面往內折，然後嗅聞。

房間噴霧

房間噴霧能有助淨化空氣與轉化心情。
活用 P.71 介紹的材料，在每個季節中享受多種變化的香味。

使用
期限

10
天

準備材料

純乙醇 ………………………………………… 35ml
水 ……………………………………………… 15ml
玻璃杯 …………………………………………… 1 個
植物、茶或食材等季節的香氣 ………………… 適量
薄荷油 ………………………………………… 約 20 滴
50ml 玻璃噴霧器（或有蓋的空瓶）…………… 1 個

作法

① 若直接在噴霧器中調製，就加入純乙醇、水，
做成約 30％ 的酒精水，然後移至玻璃杯中。
若在別的容器中製作，
就在有蓋空瓶中配合瓶子容量以及材料量，
做成酒精水後移至玻璃杯中。

② 加入庭院植物、茶、食材等季節的香味。（材料參照 P.71）
在噴霧器中插入木本類植物一枝，
皮、葉等配合香味的強度，建議可放 1/4 ～ 1/5 的容器量。
空瓶中同樣建議放入 1/4 ～ 1/5 的量。

③ 將移至玻璃杯中的酒精水注入容器中。
將空瓶蓋上瓶蓋，輕搖混合，過 1 ～ 2 分後再移至噴霧器。

④ 滴入 1 ～ 2 滴薄荷油，充分混合均勻。

⑤ 一邊確認香味強度及平衡，隨喜好滴入薄荷油，
但以不滴超過 20 滴為限。

⑥ 若長時間浸在酒精水中，不同材料會溶出不同顏色，
若移至酒精水中，就能提升香氣材料的香味。
※ 雖溶出顏色來，但仍能使用，不過若有物品是無法清洗，
或是會出現汙漬而難以清洗，請注意不要將噴霧噴在其上。

製成香氛的材料與使用法

隨著季節不同變換使用不同種類的植物。

香草植物

薰衣草或迷迭香等

將一枝枝香草植物剪短至能插入噴霧器。在空瓶中沖泡市售的香草茶，或是放入過濾包（若是茶包就直接使用），或是使用咖啡濾紙過濾後使用。

柑橘果皮

檸檬、柚子、蜜柑等

削掉表皮，注意不要參入橘子皮裡的白絲。

小花

茉莉、瑞香、丹桂等
香味強烈的小花

摘下花來。

香料

生薑、肉桂、
丁香、香草等

將生薑切薄，若要直接將肉桂等放入噴霧器中，為了不堵塞噴霧器，可將圓孔狀的東西合在噴霧器口上並敲碎阻塞物。用空瓶製作時，可以將粉末裝在過濾包或以咖啡濾紙過濾後使用。

樹枝、松、杉

裝飾聖誕節用的冷杉樹枝或
裝飾新年用的松、杉等

將之剪成能裝入噴霧器中的長短。

隨處除臭噴霧

可用來處理有異味的床、有老人味的房間、孩子尿床、參加完社團活動後染上汗臭味的包包等令人介意的味道上。

使用期限

2週

準備材料

水	約 1100ml
明礬（可在超市買到）	10g
500ml 寶特瓶	2 個
薄荷油	5 ～ 10 滴
噴槍型噴霧器	1 個

作法

① 在寶特瓶中裝入 300ml 的水和明礬，充分混合均勻。
三不五時搖晃一下，靜置一晚，待完全溶解後做成明礬水原液。

② 將 100ml 明礬水原液加入寶特瓶中，加入約一半寶特瓶的水。

③ 滴入薄荷油，充分搖晃均勻，將寶特瓶加滿水，稀釋成 5 倍，
趁薄荷油分散時裝入噴槍型噴霧器中。

④ 要稀釋成 10 倍時，需再將兩杯水（400ml）加入噴霧器中。

使用法

① 用在打掃有老人味的房間或床鋪週邊時，可稀釋成 10 倍後再噴霧，
稍微放置一會兒，再用擰乾的抹布擦去。
擦拭前注意不要讓寵物舔到。不要對貓使用。

用來處理寵物或孩童尿床

使用法

① 洗滌毛毯或毛巾被等能洗的物品，
沖淨洗潔劑後，
加入 50ml 的明礬水原液，做最後的刷洗。
不能洗的棉被，在擦淨尿液之後，
將原液稀釋成 10 倍，用噴霧噴溼，
再用乾毛巾輕輕擦去。

② 變乾前再噴一次。

③ 乾燥後若還留有味道，就將原液稀釋成 5
倍，同樣方法再進行一次。
乾燥後若表面殘留有明礬的結晶，就用擰
乾的毛巾擦去。

包包、運動鞋、帽子上有令人介意的汗味時

使用法

① 噴灑稀釋成 5 倍的原液，
稍微放置一下。

② 用沾了熱水並擰乾的毛巾
擦拭，再噴一次後晾乾。

如廁禮儀芳香器

製作裝有彈珠、玻璃沙等喜好材料的芳香器時，
也是一段快樂的時光。能預防水槽黏滑及長霉。

準備材料

500ml 寶特瓶	1 個
切割用具、剪刀、錐子等	1 個
絕緣膠帶	適量
彈珠、玻璃沙（比寶特瓶口稍大尺寸）、小石頭、貝殼等	適量
薄荷油	1 滴

作法

① 準備好寶特瓶。
因為要放在馬桶水箱水龍頭口下方，
所以要將寶特瓶對準水龍頭口接上，然後用剪刀剪掉。

② 切口用絕緣膠帶包好。

③ 在寶特瓶底與下方約 1/4 ～ 1/5 處，用錐子打洞。

④ 裝飾入彈珠、玻璃沙（比寶特瓶口略大的尺寸）、
小石頭、貝殼等不易壞又不會流出的東西，
增加寶特瓶的重量。

　※ 搖晃隨著水流而舞動的小彈珠時也很有趣。

⑤ 設置在馬桶水箱中並確認水勢及流動，
調整孔洞數量以及裝飾物的量。

⑥ 馬桶沖水前，滴 1 滴薄荷油在寶特瓶裝飾上。

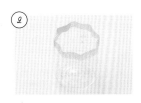

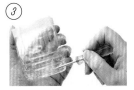

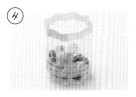

使用法

① 沖水時，薄荷的香味會湧現，在馬桶水箱中也會流動，
所以有助預防水箱中產生黏滑或長霉。

家中烤肉除臭

在家快樂烤肉後，若介意殘留的味道或油漬，
就使用薄荷油以及小蘇打，俐落打掃家中各處。

使用期限

做一次就用完

準備材料
熱水	1ℓ
小蘇打	10 大匙
薄荷油	10 滴
抹布	5、6 條
水桶	1 個

作法
1 將熱水加入水桶中，以溶解小蘇打。
2 滴入薄荷油，混合均勻，把抹布泡進去。

使用法
1 擰乾抹布，趁還熱著時擦拭能用水擦拭的地方，
像是壁紙、地板、椅子、家具、地毯、牆壁等。
因油煙而導致地板黏滑、充斥氣味時，可在用完餐後立刻進行。
油漬隨時間經過而難以清除時，就重複進行 2 ～ 3 次。

簡易茶葉渣除臭劑

要消除打掃後仍留下的頑強氣味以及進行玄關除臭、芳香時，
就活用綠茶等茶葉渣。清爽的香氣瞬間就能擴散開來。

使用期限

2 ～ 3 天

準備材料
牛奶盒	1 個
綠茶茶葉渣（咖啡、紅茶、烏龍茶的茶葉渣也 OK）	適量
薄荷油	5 ～ 6 滴
免洗筷	1 根

作法
1 洗淨牛奶盒，剪掉 2/3。
在四角切開 2 ～ 3 公分的切口拉開，將邊緣部分剪成圓形狀。

2 放入綠茶的茶葉渣，觀察其狀態，
以微波爐加熱 30 秒～ 1 分鐘，以除去多餘水分。
或者可用平底鍋乾煎，去除多餘水分後再移到牛奶盒中。
若是用來除臭，可以殘留一點水氣，
但若是兼用來除溼、芳香，就要乾燥到能搖出咖拉咖拉聲。

3 滴入薄荷油，用免洗筷攪拌均勻。

使用法
1 趁還溫熱時放在有異味的地方，2 ～ 3 天做一次替換。

74

鞋內保養噴霧

對去除鞋內汙垢極有幫助的噴霧。
也可用來防霉、除去自己的腳臭。用這噴霧整理出清爽乾淨的鞋子吧。

準備材料

500ml 寶特瓶	1 個
水	360ml
明礬（可在超市購入）	
	10g
薄荷油	2 ～ 3 滴
100ml 噴霧器	1 個

作法

① 將水與明礬加入寶特瓶中，充分混合均勻。
三不五時搖晃一下並放置一晚，
待其完全溶解，做成明礬水原液。

② 將明礬水原液 1 大匙（15ml）加入噴霧器中，
再加入 1 大匙的水（60ml）稀釋成 5 倍。

③ 滴入薄荷油，充分混合均勻。

使用法

① 噴在鞋子中，放個 1 ～ 2 分，用泡過熱水、擰乾的毛巾等擦去鞋中的汙垢等。
再度將噴霧噴在鞋中，放乾。
不能擦的時候，光是噴霧放著也能防臭、防霉。

鞋楦

活用捲筒衛生紙的芯，就能簡單、輕鬆做好鞋子保養。
除了能維持鞋形，也能有效發揮除臭、除溼的效果。

準備材料

捲筒衛生紙的芯	2 個
薄荷油	1 滴
不穿的襪子	1 雙

作法

① 將薄荷油滴在捲筒衛生紙芯的內側。

② 將①放入襪子中，綁好開口處。

使用法

① 放在鞋內。

② 若香味變弱，就再滴入薄荷油，視捲筒衛生紙芯的情況更換新品。
偶爾也要洗一下襪子。

③ 換季不穿的鞋子，用「鞋內保養噴霧」（上述）噴滿襪子與鞋中以除汙，
放乾後，將捲筒衛生紙芯放入襪子後放入鞋中。

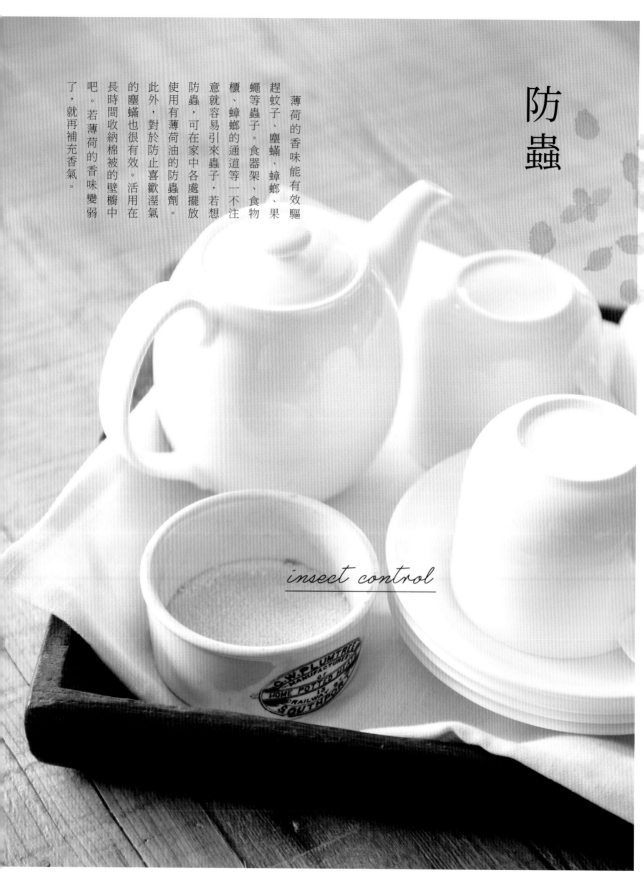

防蟲

insect control

薄荷的香味能有效驅趕蚊子、塵蟎、蟑螂、果蠅等蟲子。食器架、食物櫃、蟑螂的通道等一不注意就容易引來蟲子，若想防蟲，可在家中各處擺放使用有薄荷油的防蟲劑。

此外，對於防止喜歡溼氣的塵蟎也很有效。活用在長時間收納棉被的壁櫥中吧。若薄荷的香味變弱了，就再補充香氣。

防蟲薄荷鹽

悄悄放在食物櫃等想防蟲的地方吧。
一個月用完後，最後丟入垃圾桶時也能當作垃圾桶防蟲用。

準備材料

鹽	1～2大匙	薄荷油	1～3滴
肉桂粉	1/2小匙	小缽（耐熱）	1個

作法

① 將鹽與肉桂粉加入小缽等食器中充分混合。

② 將①放入微波爐中，觀察其情況加熱30秒，溫而不熱的肉桂會散發出香味。

③ 滴入薄荷油混合均勻。

使用法

① 放在食器架、食物櫃、蟑螂通道、果蠅會聚集的場所等可防蟲的地方。
放在容易灑出來的地方時，蓋上不織布的排水管濾網、
通氣性佳的廚房紙巾等紙蓋，並用橡皮筋固定。

② 香氣變弱時，用微波爐加熱，補充1～2滴薄荷油混合均勻，就能重複利用。
若加熱後肉桂也沒了香味，就補充薄荷油並灑在垃圾桶中，
這樣也能起到垃圾桶防蟲的效用。

壁櫥防蟎

壁櫥容易囤積溼氣，是容易產生塵蟎的地方。
特別是收納長時間不使用的棉被時，可以用薄荷油擊退塵蟎！

準備材料

保鮮膜的芯	5～6根	面紙	1張
（沒有的話1根也可以）		薄荷油	適量
		過濾包	1個

作法

① 從兩邊各滴1～2滴薄荷油在保鮮膜芯內側。

② 滴1滴薄荷油在面紙上，疊起來，放入過濾包。

使用法

① 塵蟎喜歡溼氣，壁櫥下方溼氣較重，可鋪設在壁櫥底板上的漏水版上。
芯放在下方棉被之間，可保持良好通氣。

② 將過濾包包夾放在棉被中間。保鮮膜芯較少時，
建議可以多放點茶包，讓壁櫥打開時可以飄來微微的芳香。

③ 保鮮膜的芯以及過濾包包，要經常拿出來曬太陽以去除溼氣，並適時更換新的。
建議在1個月內，若香氣變弱就補充薄荷油。

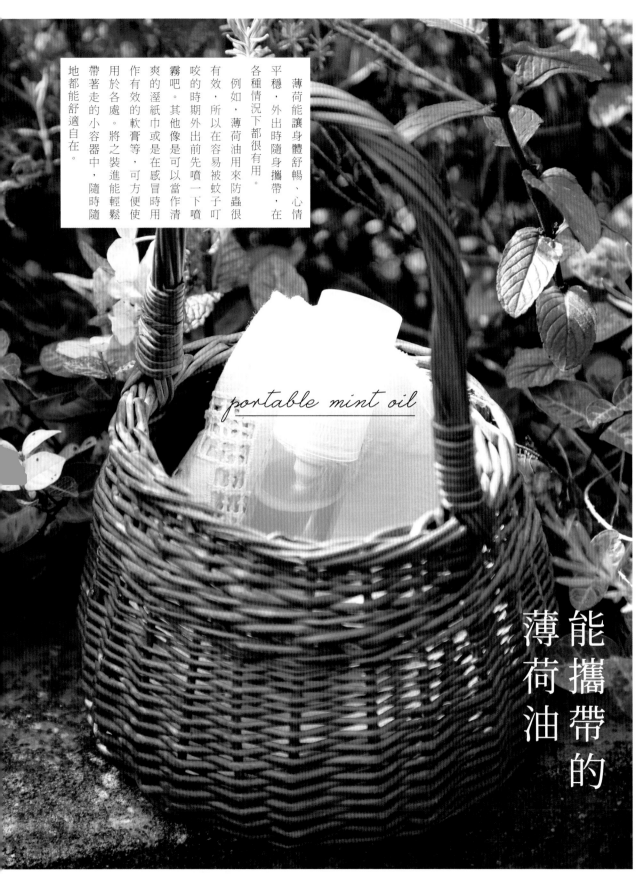

薄荷能讓身體舒暢、心情平穩，外出時隨身攜帶，在各種情況下都很有用。

例如，薄荷油用來防蟲很有效，所以在容易被蚊子叮咬的時期外出前先噴一下噴霧吧。其他像是可以當作清爽的溼紙巾或是在感冒時用作有效的軟膏等，可方便使用於各處。將之裝進能輕鬆帶著走的小容器中，隨時隨地都能舒適自在。

portable mint oil

能攜帶的薄荷油

散步時的防蟲液

外出前快速噴一下就能防蟲。兼能防自然 UV，
所以在紫外線強烈的季節能大有所用。

準備材料

第二泡或第三泡的綠茶 ⋯⋯⋯⋯⋯⋯⋯⋯⋯⋯⋯ 45ml
山茶花油（可在藥局購入）⋯⋯⋯⋯⋯⋯⋯⋯ 5ml
薄荷油 ⋯⋯⋯⋯⋯⋯⋯⋯⋯⋯⋯⋯⋯⋯⋯⋯⋯⋯ 1 ～ 2 滴
50ml 容器 ⋯⋯⋯⋯⋯⋯⋯⋯⋯⋯⋯⋯⋯⋯⋯⋯ 1 個

作法

① 將第二泡或第三泡的綠茶與山茶花油，
加入 50ml 容器中。

② 滴入薄荷油充分混合均勻。

使用法

① 將防蟲液廣泛塗抹在肌膚上，注意不要讓綠茶的顏色沾到衣服。
若香味減弱了，就再塗一次。
可以在衣服上噴上「簡易爽膚水」（P.27）。

外出時使用薄荷油的注意事項

薄荷油要稀釋後才帶著走

薄荷油的原液若接觸到肌膚會有火辣的刺激感。
在外頭注意不要碰到其他人而引發問題，
帶著走時就用基材稀釋薄荷油吧。
建議可以將本書介紹到的品項分成小分帶著走。

注意香味

薄荷香一般是令人容易喜歡上的香味，
但不要靠近身體敏感的孕婦，
此外也有人不喜歡薄荷的氣味，
別忘了使用時要考慮到周圍的人。

清爽溼紙巾 & 化妝棉

去公園或遠足時很方便使用。除可以當作溼毛巾、冷敷片用，
也可以用來補妝。薄荷香還可以讓人精神為之一振。

使用
期限

1
週
。
夏
天
要
放
冷
藏
保
存

準備材料

厚的廚房餐巾紙（弄溼擰乾也不容易破的）	10 張
保存袋	1 個
化妝棉（擦拭用，不會起絨毛型）	5 ～ 6 片
500ml 寶特瓶	1 個
水	200ml
薄荷油	2 ～ 4 滴

作法

① 將廚房餐巾紙一張張疊好放入保存袋中。

② 將化妝棉放入同一個保存袋中。

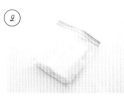

③ 將水、薄荷油滴入保特瓶中，蓋上蓋子，搖晃混勻。
趁薄荷油分散時輕輕灌注進保存袋的餐巾紙與化妝棉中，
沾溼餐巾紙與化妝棉。

※ 因產品不同，餐巾紙與化妝棉的大小以及沾溼方式會不一樣，
　 拿出時建議調整成不會滴出來的量。

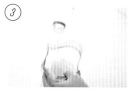

④ 注意不要按壓到餐巾紙與化妝棉，盡量擠出空氣，
關好保存袋的拉鍊。

使用法

① 將餐巾紙當溼毛巾或冷敷片用。
化妝棉便於用來修補因流汗而脫妝的裝容。
夏天放在冰箱冷藏區冰過後用很舒服，
若隨身攜帶的時間較長，也可以放冷凍庫使之冰凍。
隨身攜帶時，可用毛巾捲起來，以免因結霜而弄溼，
而且毛巾也會變涼，可用來擦汗。

被蟲咬時的修護液

與防蟲液一起攜帶的修護液。
能抑制被蟲咬時的搔癢，可以不傷害到搔抓的皮膚進行照護。

準備材料

香草茶
（德國洋甘菊或薰衣草，沒有就用普通
紅茶）⋯⋯⋯⋯⋯⋯ 50ml
薄荷油 ⋯⋯⋯⋯⋯⋯ 1 滴
500ml 噴霧器 ⋯⋯⋯⋯ 1 個

作法

1. 泡好香草茶。
2. 冷卻後移入噴霧器中，
   加入薄荷油充分混合均勻。

使用法

1. 若被蚊子咬了，在搔抓前先充分搖晃再噴霧。
   將面紙撕小片貼上，然後再噴霧在其上。
2. 趁面紙變乾前再噴一次，要噴溼，治好搔癢、發熱前重複這動作。
3. 不癢不熱後，以噴霧噴溼面紙再取下，
   讓被咬的地方保持溼潤並塗抹「去印膏（P.82）」，注意不要搓揉。
   給孩子使用或薄荷刺激較強時，可用溫和的潤膚油或「凡士林乳液」。

薄荷風味牙籤

放入口中，清爽的香味就會擴散開來，餐後可用來清新口氣。
單只是聞，也能瞬間讓鼻子暢通。

準備材料

茶匙	1 個	橡皮筋	1 條
甘油	5 滴	小盤子	1 個
薄荷油	1 滴	保鮮膜或廚房餐巾紙	適量
牙籤	約 10 根		

作法

1. 將甘油倒在茶匙上，滴入薄荷油。
2. 將約 10 根的牙籤，對齊用橡皮筋綁好。
3. 用牙籤前端攪拌茶匙上的甘油數次。
   若是攪拌過多，甘油會黏附在牙籤上，只要讓前端黏附上就好。
4. 拿下橡皮筋，將牙籤放在小盤中，但不要碰到牙籤前端，
   若感覺甘油有滲透進去、濡溼了，
   就用保鮮膜或廚房餐巾紙將前端包好。
   放入牙籤筒時，前端也是包著保鮮膜放進去。

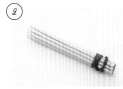

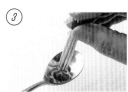

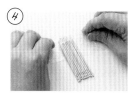

涼膏

被蟲咬、頭痛、肩頸僵硬時可使用有強烈清涼感的涼膏。
因刺激較強，可用在局部，避開眼睛週邊。

準備材料
白色凡士林 ………… 10ml
小缽 …………………… 1 個
薄荷油 ………… 6 ～ 8 滴
有蓋容器 ……………… 1 個

作法
① 將白色凡士林舀到小缽上，
變硬難以舀取時，
放入微波爐中加熱 20 ～ 30 秒。

② 滴入薄荷油，充分攪拌均勻。

③ 移到容器中蓋上蓋子。

使用法
① 可塗在被蟲咬的地方，
或頭痛時塗在太陽穴、眉毛上方的額頭處。

感冒時用的涼膏

覺得感冒時，早點休息並將涼膏薄薄在身體上塗開，
如此就能感到舒暢、輕鬆。因有抗病毒作用，也能預防感冒。

準備材料
白色凡士林 ………… 30ml
小缽 …………………… 1 個
薄荷油 ………………… 3 滴
茶樹精油 ……………… 5 滴
澳洲尤加利精油 ……… 8 滴
有蓋容器 ……………… 1 個

作法
① 將白色凡士林舀到小缽上，
變硬難以舀取時，
放入微波爐中加熱 20 ～ 30 秒。

② 將茶樹精油、澳洲尤加利精油
（沒有的話就多滴 2 滴薄荷油）滴入薄荷油中，
充分攪拌均勻。

③ 移到容器中蓋上蓋子。

使用法
① 外出時若因感冒症狀而覺得鼻塞或呼吸困難，可塗抹在脖子跟胸口處。

② 就寢前用泡過熱水並擰乾的毛巾擦拭下巴、脖子、胸口、背後，
並在下巴下、耳朵週邊、喉嚨、脖頸、胸口、肩膀、背後薄薄塗上一層。

③ 覺得黏膩時，可蓋上一層面紙或廚房餐巾紙再穿睡衣睡覺。
想一併使用市售藥或醫師處方藥時，請先諮詢藥劑師與醫師。

第 三 章

親子DIY

飲品&

雑貨

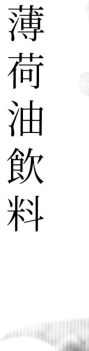

薄荷油飲料

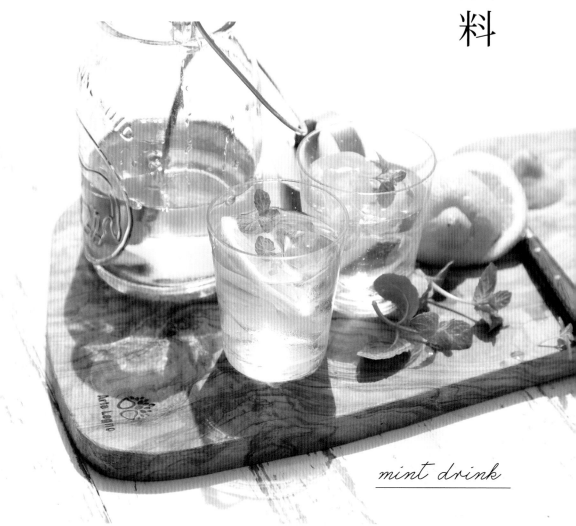

這裡將介紹可以和孩子一起製作、享用的飲料。尤其是做好薄荷油糖水放著後，可以用來調和各種飲料，非常方便。

不過，孩子們所使用的品項是針對小學生以上的孩童為對象。若是幼兒，請用沒有加入薄荷油的基材來製作。請避免給嬰兒使用，也請先確認所有材料是否會引起孩子過敏。

mint drink

84

薄荷油糖漿

可以使用在飲料、甜點等孩子吃的各式點心上，是很方便的糖漿。
做好放著，享受各式各樣的使用法吧。

準備材料

小鍋	1 個
水	1 杯多一點
香草薄荷（或是辣薄荷）	
．若是新鮮香草	約 15cm 的 10 根（洗後除去水氣）
．若是乾燥的香草	約 1 杯
細砂糖	1 又 1/2 杯
薄荷油	2 滴（若給幼兒吃就不加）
有蓋玻璃瓶（或是 500ml 保特瓶）	1 個

作法

1. 小鍋中加水。
   若用的是乾燥香草，就一起加入煮沸，
   不要擰乾，過濾後做成薄荷茶。
   取出過濾後的茶渣，不要丟掉。

2. 若用的是新鮮香草，就加水；
   若用的是乾燥香草，就將 ① 的薄荷茶倒 1 杯至小鍋中，
   加入細砂糖煮沸後，再用較弱的中火熬煮 2～3 分。

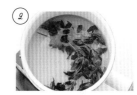

3. 停火，加入 ② 或 ① 的茶渣浸泡，
   蓋上蓋子，就這樣讓它蒸 10 分左右。

4. 消毒有蓋玻璃瓶（或寶特瓶）。
   將「消毒用噴霧（P15）」輕輕噴入玻璃瓶中，
   邊觀察其狀況邊用微波爐加熱約 1 分鐘。
   蓋子或寶特瓶會因加熱而變形的物品，
   要確實噴灑上消毒用噴霧，用廚房餐巾紙等擦拭蓋子。
   將寶特瓶倒放，以除去多餘的消毒液。

5. 取出 ③，不要絞擰，去熱降溫後滴入薄荷油混合均勻。
   變冷前倒入消毒容器中，蓋上蓋子。

薄荷利口酒與酊劑

只要多加一道工序，就可以分別做出利口酒與酊劑。
可以利用在做點心或肌膚保養等各面向上。

使用
期限

1
年

準備材料

薄荷（或辣薄荷）⋯⋯⋯⋯⋯⋯⋯⋯⋯⋯⋯⋯⋯⋯⋯⋯ 適量
冰糖（製作帶甜味的利口酒時）⋯⋯⋯⋯⋯⋯⋯⋯ 建議約容器的 1/4 ～ 1/5 量
35 度的蒸餾酒⋯⋯⋯⋯⋯⋯⋯⋯⋯⋯⋯⋯⋯⋯⋯⋯ 可以裝滿容器的量
薄荷油⋯⋯⋯⋯⋯⋯⋯⋯⋯⋯⋯⋯⋯⋯⋯⋯⋯⋯⋯⋯ 1 ～ 2 滴
密封容器（配合想製作的分量與材料量，可使用空果醬罐或空咖啡罐）
⋯⋯⋯⋯⋯⋯⋯⋯⋯⋯⋯⋯⋯⋯⋯⋯⋯⋯⋯⋯⋯⋯⋯ 1 個

※ 想做很多或是想做利口酒時，請準備果實酒用的瓶子。

作法

1　仔細洗乾淨密封容器，煮沸消毒。

2　洗淨新鮮香草，確實除去水氣，撕碎葉子放著。
　　若是乾燥香草就用力弄碎。
　　變冷前倒入消毒容器中，蓋上蓋子。

3　將薄荷（或辣薄荷）放入瓶中。
　　若是新鮮薄荷就塞滿到容器口。
　　若是乾燥薄荷，建議裝滿至容器的 1/2 ～ 1/3 量。
　　若是製作帶有甜味的利口酒，
　　就將冰糖放到薄荷（或辣薄荷）上。

4　將 35 度蒸餾酒灌滿至容器口，滴入薄荷油。

5　蓋緊蓋子，輕輕搖晃混勻全體。

6　乾燥的香草稍微放置一下後就會吸收蒸餾酒，
　　逼出瓶中空氣，因為會有些微空氣，
　　就將蒸餾酒倒滿至容器口以補足。

7　放在太陽照不到的陰暗場所，不時搖晃混合一下。

8　1 ～ 3 個月後，用咖啡濾紙或廚房餐巾紙等過濾，裝入瓶中。
　　過濾後的酊劑原料可裝入過濾袋中，用作入浴劑。

3
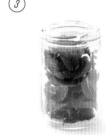

享受薄荷糖漿、薄荷利口酒與酊劑的方式

將 P 85 及 P 86 中所介紹到的品項，做各種混搭調配，開心享受美味吧。

薄荷油糖漿

使用前要先搖勻

1 基本薄荷油飲料
以喜好調配水與碳酸水的濃度比例飲用。

2 各種美味飲料
加入蘋果汁中就成了蘋果薄荷味，
加入檸檬就成了薄荷檸檬水，加入薑片就成了薑汁汽水風。

3 直接喝糖漿
可直接將糖漿加入優格、冰塊、紅茶中。
加入普通的冰可可亞中後，就變成巧克力薄荷味。
加到牛奶寒天或果凍塊上，就成了什錦甜涼粉風。

4 水果潘趣酒
將碳酸水與糖漿加在哈密瓜、西瓜、草莓等的切塊水果上。

5 大人就喝莫吉托
在玻璃杯中倒入少量的「薄荷油糖漿」並加入扇狀的青檸，
若有新鮮薄荷就加入其中。
壓碎青檸使之混合，隨喜好加足薄荷糖漿，
放入冰塊，混摻入蘭姆酒與碳酸水。

若是大人用，這樣就 OK，若是孩子用，加熱需使用的分量，但注意不要沸騰，煮掉酒精，放冷後再用。

薄荷油利口酒與酊劑

1 製作點心
可用來製作蛋糕、果凍、巴伐利亞奶油等手工點心。
考慮到利口酒是甜的，砂糖用量要做調整。

2 用作肌膚保養
使用酊劑可用作化妝水以及
面膜的肌膚保養、身體保養。

3 口腔護理
使用酊劑作為「香料漱口水（P48）」或口腔噴霧之用。

4 用作入浴劑
將清爽型酊劑以及帶有甜味的溫和型利口酒作為入浴劑進行手浴、足浴時，
視情況依喜好放入多於 1 大匙的量。
使用在浴缸中時，視情況依喜好放入多於 1/2 杯的量。

5 藥酒、餐前酒
可以直接喝利口酒或加入冰鎮威士忌中喝，也可以摻水做成雞尾酒等。
想喝甜點的藥酒時，可加入糖漿或蜂蜜。

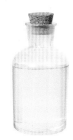

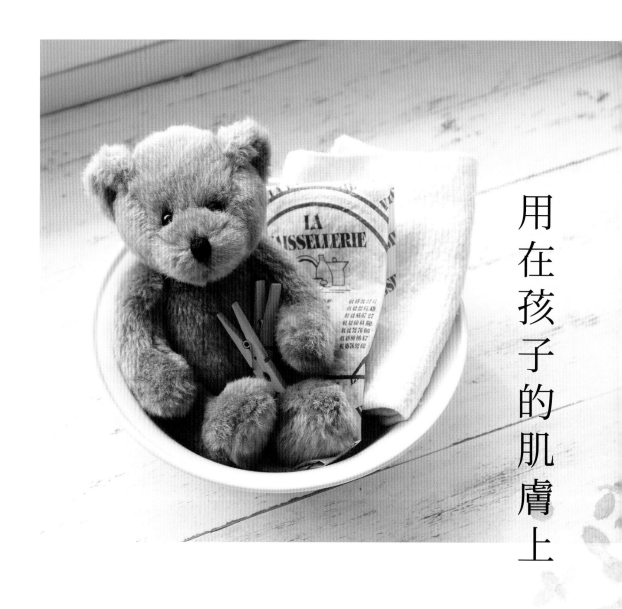

用在孩子的肌膚上

child's skin

盡量不要給孩子的肌膚帶來負擔，想溫柔呵護，能回應這想法的，就是薄荷油。

可將能預防異位性皮膚炎的潤膚乳液或凡士林乳膏抹在手掌上，輕壓在肌膚上。

這裡將介紹外出時能拿來擦汗用的溼紙巾、驅蟲用香包、讓孩子洗澡時間更快樂的入浴劑。請和薄荷油一起愉快享受與孩子相處的清爽時光。

薄荷油肥皂

手作肥皂是如玩黏土般的愉快手工藝。
利用湯匙或奶油刀調整形狀、表面，
用竹籤刻出字或畫等，試著自由創作吧。

準備材料

杯子	1 個
乾燥香草薄荷（或辣薄荷）	1 大匙（若是茶包就 1 個）

※ 若加入的是薄荷油，也可以加入薰衣草或德國洋甘菊。

熱水	約 3 大匙（40 ～ 50ml）
保鮮膜	適量
乾抹布或毛巾	1 條
皂基（或無添加肥皂）	100g
濾茶網	1 個
保存袋	1 個
蜂蜜	1tsp
薄荷油	1 滴（若是給幼兒使用就不加）

作法

① 搗碎乾燥香草的薄荷（或辣薄荷）放入杯中，
注入熱水，包住保鮮膜以免香氣散逸，放置 10 分鐘。
※ 也可以用乾抹布或毛巾包裹住，以免冷掉。

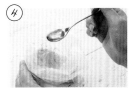

② 準備好皂基（或是無添加肥皂）。
可以直接使用薄片狀或粉末狀的。
若是固體肥皂，就用削皮器或刀子削薄，
或是用磨泥器磨碎。
將變細的肥皂放入大的保存袋中。
從袋上將用削皮器削掉的東西揉碎變細。

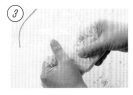

③ 將茶倒入①中，過濾後除去茶渣，
將 1/3 的量加入②，放入保存袋中，
從袋子上方攪拌混合，分三次加入混合，
直到沒有色差，全部融在一起。

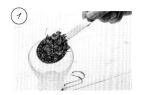

④ 集中成一個肥皂，在中心挖一個深孔，
倒入蜂蜜與薄荷油，
從袋子上方用竹籤等攪勻滲透到整體中。

⑤ 混合均勻，做成喜歡的形狀。
※ 從袋中拿出來以方便製作時，可以使用免洗手套。
要使用模具時，可在模具內側塗抹橄欖油。

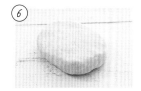

⑥ 塑好形後，放在通風處約 1 個月以陰乾、去除水分。

薄荷油沐浴果凍

將有彈性的果凍狀結塊薄荷油當作入浴劑，用在放滿熱水的浴缸或洗臉台中。沐浴果凍會崩解、融化、可以玩，孩子們會玩得很開心！

使用期限

做一次就用完

準備材料

明膠粉末	5g	蜂蜜	1/2 小匙
耐熱容器	1 個	薄荷油	1 滴
水	1 大匙	茶碗或果凍杯的模具	1 個
薰衣草（或德國洋甘菊）茶	130ml		

作法

① 將明膠粉末裝入耐熱容器中，加水浸泡。

② 製作薰衣草（或德國洋甘菊）茶。

③ 將①放入微波爐加熱 10 秒溶解，加入②混合，加入蜂蜜、薄荷油，注意不要起泡，使之相融混合。

④ 將③倒入茶碗或果凍模具中，放入冰箱冰 30 分鐘以上使之冷卻、凝固。

※ 因為很冷，請不要按在胸口上。

※ 雖可以吃，但注意在浴室中浸到熱水的東西不能吃。

孩童用肌膚乳液

可以使用在臉以及全身的孩童用乳液。
勤作保溼，還有預防異位性皮膚炎的效果。

使用期限

1 週。夏天要放冷藏保存

準備材料

薰衣草（或德國洋甘菊）茶	100ml
甘油	1/4tsp
澳洲胡桃油（或橄欖油）	1/2 小匙
薄荷油（若是給幼兒使用就不加）	1 滴
100ml 容器	1 個

作法

① 製作薰衣草（或德國洋甘菊）茶。

② 將甘油加入①中溶解，移至 100ml 容器中。

③ 加入澳洲胡桃油（或橄欖油）。

④ 滴入薄荷油，充分混合均勻。因是分離型（分兩層），使用時要充分搖勻。

孩童用凡士林油

可用在孩子肌膚乾燥或被蟲咬時。
少量塗抹在手心，再輕輕按壓使肌膚吸收即可。

使用期限

1個月

準備材料

凡士林	1 小匙
小缽	1 個
橄欖油	1 小匙
薄荷油	1 滴
有蓋容器	1 個

作法

1　將凡士林舀到小缽中。

2　將薄荷油滴入橄欖油中，一點一滴加入凡士林並攪勻。

3　充分混合均勻後，再移至容器中蓋上蓋子。

擦汗溼紙巾

可用作讓孩子擦汗的溼毛巾或冷敷片。
夏天放冰箱冰得冰冰涼涼的，用起來會更舒服。

使用期限

夏天放冷藏保存

準備材料

厚的廚房餐巾紙	20 張	甘油	1/3tsp
500ml 寶特瓶	1 個	薄荷油	1 滴
水	200ml	保存袋	1 個

作法

1　將絞擰也不會破的厚廚房紙巾一張張折好，放入保存袋。

2　將甘油和水加入寶特瓶中，滴入薄荷油充分混合均勻。

3　趁混合中薄荷油分散時，輕注入 1 中。
　因產品不同，大小與含水量也會有差，取出時建議調整成不會滴出來的量。
　不要壓壞餐巾紙，盡可能擠出空氣，拉上保存袋的拉鍊關緊。

　※ 使用時注意不要滴入眼睛中。
　※ 隨身攜帶時，為免因結霜而弄溼包包，可用毛巾等包裹，此時毛巾也可用來冷卻溫度。
　※ 隨身攜帶的時間長時，可放冷凍庫先冷凍起來。

防蟲香包

孩子去公園玩時，防蟲用香包能發揮極大效用。
可放入口袋、腰帶或掛在背包下，看起來也很可愛。

使用期限

若香味變弱，可補充薄荷油，可用一季

準備材料

肉桂	1 小匙
丁香粉	1 小匙
薄荷油	2 滴
棉片	1 ～ 2 片
橡皮筋	2 條
10cm 的四方形布	2 條（也可使用舊手帕）
緞帶	2 條

作法

1. 將各 1/2 匙的肉桂粉與丁香粉加入薄荷油中充分混合均勻。

2. 將①放在棉片中央，用茶巾包得像晴天娃娃那樣包緊。
   開口用橡皮筋確實綁好。再做一個一模一樣的。

3. 將②的棉片用布包裝好，用緞帶綁好。
   ※ 輕輕搓揉後，放入不會與肌膚有直接接觸的地方。

絨毛玩偶的保養

絨毛玩偶容易殘留髒汙，要定期保養、清潔。
不能用水洗時，就利用小蘇打與薄荷油代替洗潔劑。

使用期限

做一次就用完

準備材料

毛巾	1 條	臉盆	1 個
塑膠袋（可以放入絨毛玩偶的大小）		小蘇打	2 杯
	1 個	薄荷油	2 ～ 3 滴

作法

1. 將濡溼的毛巾放入微波爐中加熱約 1 分鐘，放入能裝進絨毛玩偶的大塑膠袋中。
   綁緊膨脹的開口，讓蒸氣充滿袋中。

2. 快速取出毛巾，在蒸氣未散逸前，放入絨毛玩偶，旋緊袋口。

3. 將小蘇打與薄荷油加入臉盆中混合，灑在被②的溼氣所沾染上的絨毛玩偶上。

4. 「唰唰」地搖動封口的袋子，讓玩偶整體都有沾到，靜置 30 分。

5. 用吸塵器仔細吸除小蘇打，將毛巾浸泡在滴有 1 滴薄荷油的熱水中，
   擰乾後擦拭玩偶全體。

6. 陰乾絨毛玩偶以去除溼氣。

薄荷油蠟燭

在這裡將介紹兩種精油蠟燭，這兩種蠟燭都使用到了能透過搖曳火焰以及香氣獲得療癒的薄荷油。兩者都是使用手邊的材料就能簡單做做成，請務必試著做做看。

作業時，請注意不要讓孩子觸碰到薄荷油。此外，注意在點燃蠟燭時千萬不能補充薄荷油。遵守注意事項，和孩子一起開心嘗試吧。

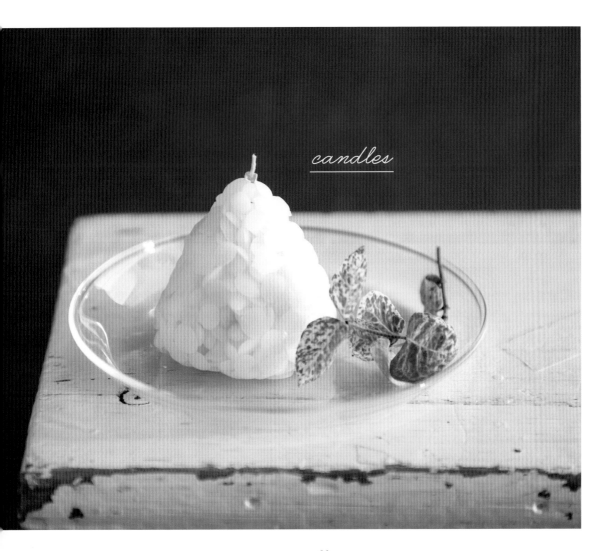

candles

飯糰蠟燭

可以像飯糰一樣握成各種形狀，也可以做成像餅乾的造型，
各種造型的蠟燭都能讓人樂在其中。

準備材料

保存袋	1 個
市售蜜蠟碎屑	1 杯
蠟燭（芯用・細長型）	1 根
薄荷油	5 滴
鍋子	1 個
臉盆	1 個
竹籤（或筷子）	1 根

作法

① 將蜜蠟碎屑放入保存袋中。
將袋子的一角擠成圓椎狀。

② 將當成芯的蠟燭剪短 1cm。

③ 將擠成一角的保存袋中的蜜蠟碎屑攤開，
滴入薄荷油，充分混合，沾勻全體。

④ 在鍋中煮熱水，保持在能讓蠟剛開始融化的 60℃ 左右，
將保存袋放入熱水中，隔著袋子加熱蠟，
讓其稍微變軟些。

⑤ 觀察蠟的情況，不讓其融化，然後撈起袋子，
從袋子上方確認其柔軟度是可以按壓的。

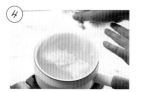

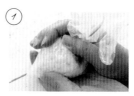

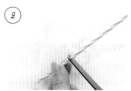

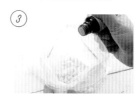

⑥ 趁還軟的時候，快速將蠟集中在袋子一角，
邊按壓，邊再次調整形狀至圓椎狀。
圓椎形的底邊是蠟燭的底部，
所以要調整成放置時不會傾倒的平整形狀。

※ 有空隙也 OK。
　建議盡量讓蠟相互緊黏在一起，不要散開。
　若蠟變冷而難以取用，
　可以隔水加熱袋子，軟化蠟，重新調整。

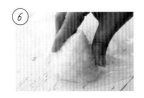

⑦ 將保存袋浸入裝滿水的臉盆中數秒，等表面稍微變硬了，
再擦去水滴，用剪刀檢去袋子一角的圓椎形頂點。
切口要比作為芯的蠟燭稍微粗一點。

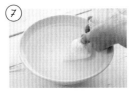

⑧ 配合作為芯的蠟燭的長短，
用竹籤（或筷子）慢慢垂直刺入切口中心。
注意不要穿透，停在比芯的蠟燭長度稍短一點的地方撤回，
在洞口一圈圈的轉動以擴大洞口，
讓芯的蠟燭能輕易插入後就拔出。

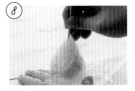

⑨ 將作為芯的蠟燭緩緩插入。

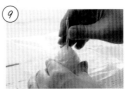

⑩ 拿掉保存袋。若作為芯的蠟燭過長而突出，
就沿著圓椎形頂點的形狀用剪刀剪掉。

⑪ 放到確實冷卻凝固，蠟燭表面的薄荷油不會沾到手上為止。

※ 注意手不要直接接觸到薄荷油。
　注意接觸過蠟燭的手不要碰到眼睛。
　若碰觸到了，要立刻用肥皂洗手。

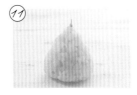

熊 熊 燃 燒 的 蠟 燭

單用來裝飾也很可愛的印花蠟燭，也可大加利用為芳香劑。
若是迷你尺寸的，可以輕浮在裝滿水的臉盆中，成為漂浮蠟燭。

準備材料

市售的蠟燭或是買蛋糕時送的迷你蠟燭（用過的也可以）
　　　　　　　　　　　　　　　　　　　　　　3 根
市售蜜蠟芯片　　　　　　　　　　　裝滿準備好的容器的量
香草或花瓣　　　　　　　　　　　　　　　　喜歡的量
薄荷油　　　　　　　　　　　　　　　　　1 ～ 2 滴
印花蠟燭用的透明耐熱玻璃（布丁杯或耐熱的蠟燭座等）
　　　　　　　　　　　　　　　　　　　　　　1 個

作法

① 製作當成芯用的蠟燭。配合玻璃容器高度的八成，
將插在芯上方三根蠟燭的長度剪得同於杯高。

② 觀察配色與形狀的平衡，
將蜜蠟碎片倒入至玻璃容器的一半。

③ 將香草或花瓣布置在玻璃容器內側，
裝入有色蠟燭削去的碎片，隨喜好設計。

④ 用竹籤做引導，從中央插入作為芯的①的蠟燭。
注意配置時不要讓三根蠟燭分離。

⑤ 將剩下的蜜蠟碎片裝滿，但不要蓋住芯，
輕壓固定周邊，以穩固作為芯的蠟燭。

⑥ 將薄荷油滴在芯的周邊，注意不要滴到作為芯的蠟燭。

※ 作為裝飾用時，若香氣減弱，可補充薄荷油。
※ 薄荷油加得過多，或點火時，注意不要補充薄荷油。
※ 若是用巧克力用或迷你馬芬用的小鋁杯來製作，
就能做成漂浮蠟燭。

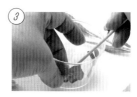

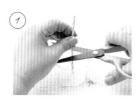

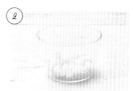

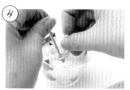

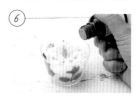

第四章

居家療癒

放鬆 &

提振精神

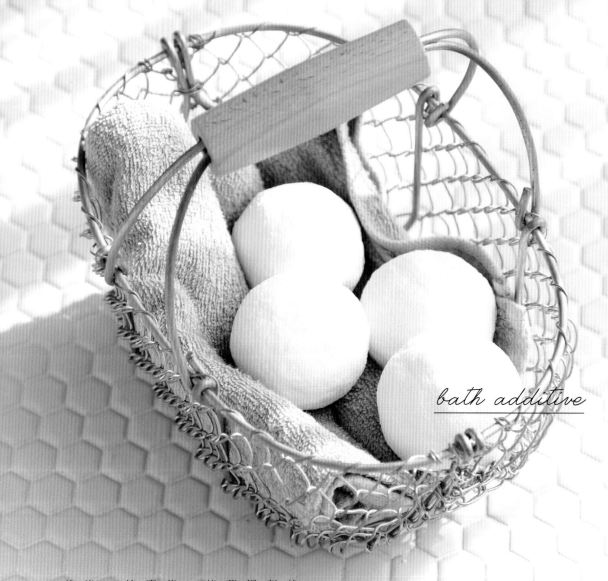

bath additive

入浴劑

使用含有豐富礦物質成分的天然鹽、小蘇打以及醋來製作入浴劑。天然素材對肌膚很溫和，能提高新陳代謝，也是可以享受到薄荷香味的入浴劑，因此身心都能放輕鬆。

此外也將介紹使用有芹菜、香芹以及蜂蜜的「植物湯」，可因應不同目的享受入浴，請配合心情選用吧。

在一天的終了，加入喜歡的入浴劑，療癒身心，享受極致舒爽的時光。

薄荷油沐浴劑

使用小蘇打以及檸檬酸，可做為發泡性的入浴劑。
有溫熱效果，能讓人覺得溫暖，建議使用在溫暖的熱水中。

準備材料

小蘇打	3 大匙
天然鹽（含鹽滷的粗鹽）	2 大匙
檸檬酸	1 大匙
塑膠袋	1 個
薄荷油	1 ～ 2 滴

作法

① 將小蘇打、天然鹽、檸檬酸放入塑膠袋中。

② 讓袋子裝滿空氣膨脹並扭緊袋口，
確實搖晃 20 ～ 30 秒，好將所有東西混合在一起。

③ 稍微放冷後，打開扭緊的袋口，放出空氣，
從塑膠袋上方握緊，壓縮做成球狀。

④ 使之鬆散勿結成團，輕輕將加溼噴霧（P.14）或
基礎爽膚水（P.27）噴到塑膠袋中以補足溼氣，重覆 ③ 。

⑤ 要放入浴缸前才依喜好滴入 1 ～ 2 滴薄荷油。

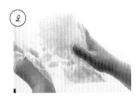

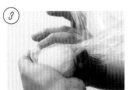

第四章　居家療癒　放鬆＆提振精神

手工入浴劑的使用注意事項

· 和幼兒一起入浴時不要滴入薄荷油，孩童、高齡者則滴 1 滴，或者不滴皆可。

· 使用手工入浴劑時，建議熱水溫度不要太熱，以刺激較小的溫水為主。

· 加有手工入浴劑的洗澡水不適合於隔日繼續加熱後再用來洗澡。
此外，請洗淨使用後的浴缸或浴室中的入浴劑成分。
有顏色的植物湯若長時間久放，會染上色素的汙漬。

· 初次使用的入浴劑，請從少量開始酌量增加。
此外，請避免使用不適合肌膚或是會引起過敏的物品。

· 依照大理石等浴室的材質、24 小時都裝滿水的澡盆，
或是按摩浴缸等不同的浴室機能，在使用入浴劑時需得留意。
情況不明時，請確認浴室設備的使用說明書或裝置說明書。

薄荷油沐浴鹽

利用鹽與薄荷的保溫性做成讓熱水不容易冷的入浴劑。
推薦給會因冷而感到不適的人。

準備材料

天然鹽（含鹽滷的粗鹽） 2～3大匙
薄荷油 1～2滴

作法

① 將薄荷油滴入天然鹽中，充分混合後加入浴缸中。

使用時注意事項
敏感肌或乾燥肌的人，會因為鹽分而感到刺痛。
請先加入1大匙天然鹽，觀察情況。此外，進浴缸前，
請先淋上充足的熱水，讓身體習慣熱水溫度後再進入。

薄荷油沐浴粉

小蘇打有軟化熱水的作用，對肌膚很溫和，能打造出潤澤的肌膚觸感。
此入浴劑推薦給油性肌以及痘痘肌的人。

準備材料

小蘇打 3～4大匙
薄荷油 1～2滴

作法

① 將薄荷油滴入小蘇打中，充分混合後加入浴缸中。

薄荷油沐浴精油

最適合用於夏天等容易流汗時期的入浴劑。
在酸性洗澡水中制汗作用很有效，洗完澡後很清爽。

準備材料

明礬 2大匙
水 適量
薄荷油 1～2滴
500ml寶特瓶 1個

作法

① 將明礬加入浴缸的熱水中，充分攪拌混合，放置一段時間。

② 入浴時，將水加入寶特瓶中至半滿，滴入薄荷油，充分混合後，再倒入浴缸中。

薄荷油沐浴醋

醋的效果很清爽，能讓人實際感受到肌膚的光滑。
醋除了可用穀物醋、蘋果醋、米醋、葡萄酒醋也OK。

準備材料

醋 50～200ml
薄荷油 1～2滴

作法

① 將薄荷油滴入醋中，充分混合後倒入浴缸。

享受植物熱水澡吧！

以前的時代不像現代有市售入浴劑使用的「植物湯」有各種用處。
將週邊植物等當作入浴劑，冬至時的柚子湯、兒童節的菖蒲湯等植物湯，
在現在，因具季節的特色、風情，而被傳承了下來。

芹菜湯

（緩和壓力）

大家都知道，芹菜的香氣成分中有鎮靜、強壯的作用。
藥湯可用來緩和疲勞、壓力以及安眠。

準備材料
芹菜（帶葉子）	2 ～ 3 根
布袋（或是網眼比較細的洗衣袋）	1 個
水	適量
薄荷油	1 ～ 2 滴
500ml 寶特瓶	1 個

作法

① 將芹菜切成 2 ～ 3cm 長，裝入布袋中
（或是網眼比較細的洗衣袋），放入熱水。

② 裝半瓶水進保特瓶中，滴入薄荷油，
充分混合後倒入浴缸中。

香芹湯

（有除臭效果）

香芹的香味成分很多，做為消除口臭、
狐臭的除臭香草廣為人知。是能用來消除異味的植物湯。

準備材料
香芹	1 ～ 2 把	水	適量
布袋（或是網眼比較細的洗衣袋）		薄荷油	1 ～ 2 滴
	1 個	500ml 寶特瓶	1 個
鍋子	1 個		

作法

① 將香芹切細，裝入布袋（或是網眼比較細的洗衣袋）中，用鍋子燒水，
不要讓它沸騰，將煮出來的汁倒入浴缸中。

② 將 500ml 寶特瓶裝水到半滿，滴入薄荷油充分混合後倒入浴缸。

蜂蜜湯

（有美肌效果）

使用蜂蜜的效果，做出預防肌膚問題的美肌湯。
若 1/2 杯不夠，增量也 OK。

準備材料
洗臉盆	1 個	薄荷油	1 ～ 2 滴
蜂蜜	1/2 杯		

作法

① 在洗臉盆中倒入溫水，加入蜂蜜使之溶解。

② 滴入薄荷油，充分混合後倒入浴缸中。

使用注意事項

請避免給未滿一歲的嬰兒使用。確認是否適合幼兒、高齡者以及過敏肌的人使用，判斷時請觀察少於品項所寫分量的情況。

這裡將介紹使用天然素材的蜂蜜以及酒粕，能給予肌膚溫和滋潤的SPA保養品作法。

入浴時，配合入浴效果，就能感受到相乘的效果。身體代謝會變好，入浴時的溫度可以定在41℃左右，注意不要讓溫度昇高。入浴前後也不要忘了補給水分。

既有薄荷油的清涼感，也添加了香氣，可以悠閒享受。

spa treatment

保養 SPA

薄荷油凝膠

昆布所含的礦物質以及維生素很豐富，也有美肌效果。
可以在自家享受歐洲主流的海藻美容情調。

準備材料

板狀昆布（10cm正方形）1 ～ 2 片	片栗粉 ⋯⋯⋯⋯⋯ 1 大匙
水（昆布用）⋯⋯⋯ 1 又 1/2 杯	水 ⋯⋯⋯⋯⋯⋯ 1 大匙
鍋子 ⋯⋯⋯⋯⋯⋯ 1 個	蜂蜜 ⋯⋯⋯⋯⋯ 1 小匙
耐熱碗 ⋯⋯⋯⋯⋯ 1 個	薄荷油 ⋯⋯⋯⋯ 1 ～ 2 滴

作法

1. 將板狀昆布剪成適當大小，放入加有昆布用水的鍋中浸泡。
2. 將片栗粉、水加入耐熱碗中混合，做成芡汁。
3. 將①的鍋子用火加熱，快沸騰前轉小火，咕嘟咕嘟地熬煮 5 ～ 10 分後，取出昆布。
4. 快速攪拌芡汁並倒入③，混合攪拌 20 ～ 30 秒，直到全體變成半透明果凍狀。
   ※ 昆布液冷卻後就不好進行，此時可以用微波爐加熱 10 秒再攪拌混合。
5. 放冷後，滴入蜂蜜及薄荷油，全體攪拌均勻。

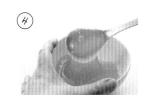

使用法

1. 移入方便帶入浴室的耐熱塑膠容器中，蓋上蓋子或保鮮膜。
2. 入浴時若是冷的，可用微波爐加熱後使用。

使用期限　冷藏保存 2 ～ 3 天

薄荷油和酒粕的SPA潤膚霜

酒粕含有胺基酸、果酸等成分，能活化肌膚的新陳代謝。
美白以及抗老效果倍受期待。

準備材料

酒粕 ⋯⋯⋯⋯⋯⋯⋯⋯⋯⋯⋯ 1 杯
溫水 ⋯⋯⋯⋯⋯⋯⋯⋯⋯⋯⋯ 少量
薄荷油 ⋯⋯⋯⋯⋯⋯⋯⋯⋯⋯ 1 ～ 2 滴
保存袋 ⋯⋯⋯⋯⋯⋯⋯⋯⋯⋯ 1 個

作法

1. 若是板狀的酒粕，就撕成適當大小。
2. 將酒粕以及溫水倒入耐熱用的保存袋中，用微波爐加熱 20 ～ 30 秒。
3. 酒粕若稍微變軟了，就從袋子上方揉鬆，一點一點加入溫水搓，將全體搓揉成柔滑的糊狀。
4. 滴入薄荷油，讓全體混合均勻。

使用法

1. 入浴時，建議用微波爐加熱到比人體肌膚稍高一點的熱度後使用。

使用期限　冷藏保存 2 ～ 3 天

使用SPA潤膚霜的方法

只要將 SPA 潤膚霜像洗手一樣輕柔塗抹全身，
就能因入浴時的溫熱效果以及水壓按摩的效果，讓身體放鬆、肌膚有活力。

塗在掌心

舀出潤膚霜，抹在手掌上，
摩擦雙手。

溫熱後再使用

在浴缸中泡熱後再進行。建議
溫度是讓額頭滲出薄汗來（入
浴中，為了不讓潤膚霜冷卻，
可把容器泡在熱水中）。

洗淨潤膚霜

結束 SPA 保養時，最後可以
淋浴的方式洗淨潤膚霜（也要
確實洗淨地板以防止滑倒）。

以坐姿進行

在入浴時塗抹 SPA 潤膚霜一
定要以坐姿進行。留意由末梢
往心臟，從腳尖開始，輕柔塗
抹全身。坐著難以進行時就用
半蹲半坐的姿勢進行。

SPA 保養的使用注意事項
按摩途中，若覺得冷，就洗去潤膚霜，使用熱水重新溫暖身體。

按摩注意事項
· 避免於發燒或身體不適時進行。
· 用餐後、空腹時或飲酒後不要進行。
· 進行時避開受傷或疼痛處。

按摩的方法

按摩覺得僵硬或感到疲憊的部位。
建議各部位的按摩以覺得「舒服」的強度，進行 1 ～ 2 分鐘。

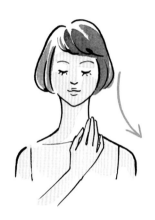

摩 擦

用手掌或指尖輕柔摩擦。
有能促進淋巴循環以及新陳代謝的效果。

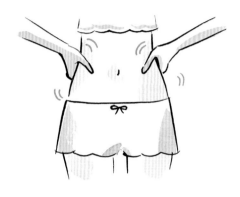

揉

使用手掌或指尖搓揉肌肉。
能有效柔軟僵硬等變硬的肌肉。

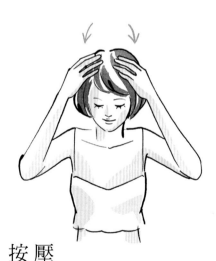

按 壓

使用指腹，按壓特定地方。
緩緩吐氣，以覺得舒服的強度按壓，
吸氣並放開。

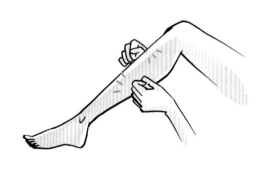

拍 打

使用手的側面及手掌拍打。
以一定的節奏進行，能有效促進血液循環，
以及鎮靜神經與肌肉興奮的效果。

臉部按摩法

透過按摩促進血液循環，排出老舊廢物吧。
也很推薦用來消水腫與打造美肌。

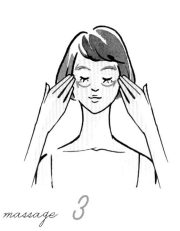

massage 3
摩擦眼睛上下

從眼頭朝眼尾，用指尖輕柔摩擦眼睛上下線條。
上下各進行 3 次。

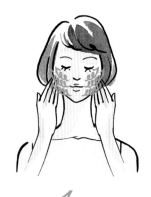

massage 1
**如畫圓般
由下往上搓揉**

將潤膚霜倒在手掌上，
抹在下巴、嘴角、鼻翼、太陽穴，
如畫圓般各搓揉 3 次。

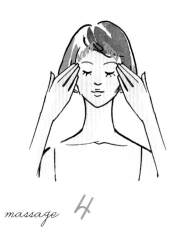

massage 4
**如畫圓般
搓揉額頭**

從額頭正中央往太陽穴，
以指尖如畫圓般搓揉。
進行 3 次。

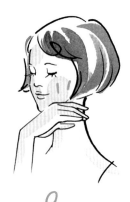

massage 2
輕輕拍打臉頰

使用手指側面，
從下往上，輕輕拍打臉頰。
進行 3 次，另一側也以同樣方式進行。

肩頸按摩法

肩頸是很容易累積疲勞的部位。
按摩肩頸，促進淋巴以及血液循環以排出老舊廢物吧。

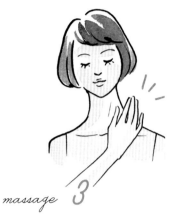

massage 3

拍肩

用右手的側面，拍打左肩 10 下左右。
另一側也以同樣方式進行。

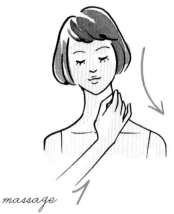

massage 1

從上向下撫摸
脖頸、肩膀

將潤膚霜塗滿整隻右手手掌，
從左耳後方開始，依序從脖頸到肩膀，
緩慢地從上向下撫摸。
進行 3 次，另一側也以同樣方式進行。

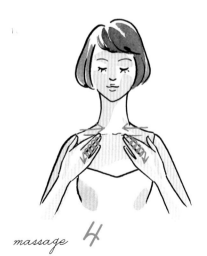

massage 4

促進腋下淋巴循環

用指尖，從鎖骨上方的線條
往身體中心輕輕搓揉。
接著再從鎖骨下方的線條，
往腋下如畫圓般搓揉。
各重複進行 3 次。

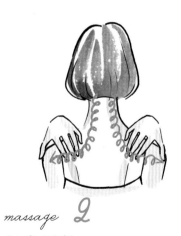

massage 2

如畫圓般
搓揉

以兩手的 3 根手指，
如畫圓般搓揉頸部與肩膀線條，
上下各重複進行 3 次。

腹部按摩法

腹部會因壓力而容易導致便祕等不舒服，
藉由溫柔按摩就能獲得放鬆。

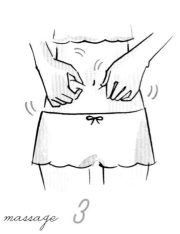

massage 3

用捏的刺激
令人在意的肥肉

用捏的，就能瞬間消去腰間周圍令人在意的贅肉。

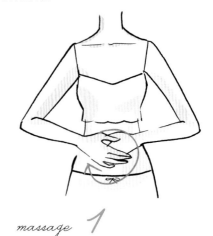

massage 1

順時鐘方向搓揉

將潤膚霜倒在手掌上，
用手掌重複以順時鐘方向，
溫柔搓揉整個腹部。進行 3～5 次。

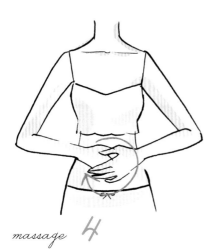

massage 4

搓揉、溫暖
肚臍周邊

兩手掌交疊，以順時針方向搓揉肚臍周邊。
進行約 10 次直到漸漸溫暖起來。

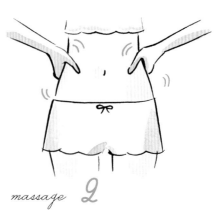

massage 2

舒散側腹

用大拇指以及食指，
如捏夾側腹以搓揉舒散。
以覺得舒服的強度進行 10 次。

小腿肚按摩法

腳因工作或家事而感到沒力氣或疲憊時，
在一天的終了，按摩小腿肚。也能預防水腫。

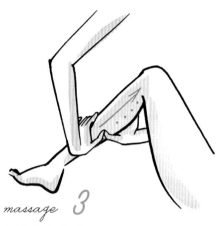

massage **3**

按壓小腿肚

用兩手大拇指，從腳踝朝膝蓋內側，
按壓小腿肚正中央的線條。
一點一點地交錯移位按壓，以感覺到
舒適的強度按壓。另一側也以同樣方式進行。

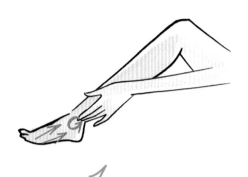

massage **1**

搓揉腳背以及腳踝

將潤膚霜倒在手掌上，
塗抹至整個小腿肚，以兩手的大拇指，
從腳尖到腳踝按壓腳背的部分。
接著以指尖用畫圓的方式搓揉腳尖。
各進行 5 次，另一側也以同樣方式進行。

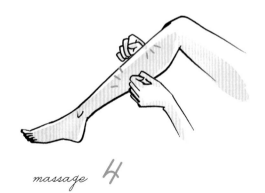

massage **4**

拍打小腿肚

手握拳狀，從腳踝往膝蓋，
一邊一點一地交錯移位，
一邊輕輕拍打小腿肚直到舒散。
另一側也以同樣方式進行。

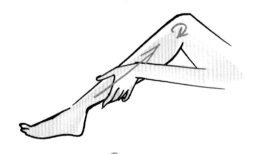

massage **2**

由下往上搓揉小腿肚

用兩手包住腳踝，
從小腿肚往膝蓋方向搓揉。
重複 5 次做緩解，
並以畫圓方式搓揉膝蓋骨 5 次。
另一側也以同樣方式進行。

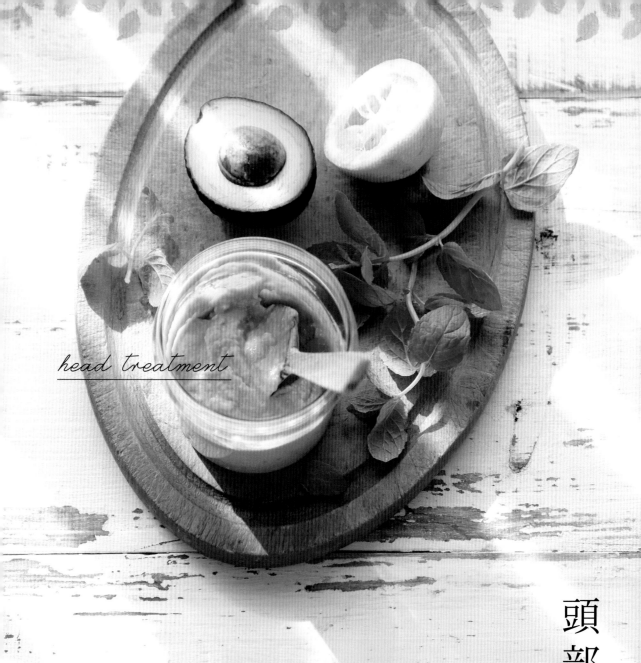

head treatment

頭部養護

洗頭後進行的頭部養護有清潔效果，能除去無法在洗頭時洗淨的皮膚汙垢，還能給予皮膚滋養。按摩皮膚時，能幫助柔軟頭皮、促進血液循環以及頭髮健康成長。

此外，也能讓因工作或家事而感到疲憊的大腦獲得清爽、感到放鬆，因此請把它當成犒賞，慰勞努力的自己，好好地享受吧。

鱷梨頭髮養護油

鱷梨也可以使用在市售的保養劑中。
既可以修護受傷髮質，也能表現出彈力、光澤。可依喜好增加薄荷油。

準備材料

鱷梨	1/2 個	研磨缽（或攪拌器）	1 個
純優格	1 大匙	薄荷油	1 滴
蜂蜜	1 小匙	塑膠盒	1 個
檸檬果汁（如果有）	1/2 小匙		

作法

1. 將加熱過後的鱷梨、優格、蜂蜜、檸檬果汁倒入研磨缽（或攪拌器中），做成糊狀。
2. 移入方便攜入浴室的塑膠盒中，滴入薄荷油充分混合均勻。

使用法

1. 洗髮後不要潤絲或護髮，用毛巾將頭髮擦乾至不會滴水的程度。
2. 將頭髮分成小部分，在頭皮上塗抹保養劑。塗完一遍後就進行按摩。
3. 頭皮部分結束後，將保養劑塗抹到頭髮上，用力絞緊毛巾將頭髮包起來。
4. 靜置 30 分左右，用水沖洗乾淨。
5. 入浴後，用吹風機將頭髮吹至 8 分乾，必要時可在頭髮上塗抹護髮油。

頭部按摩法

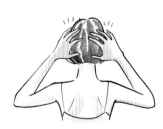

massage 3
捏捏頭皮

用指尖輕捏頭皮然後馬上放開。從頭後方往頭頂一點一滴移動位置，如輕彈般刺激頭皮。重複 3 次。

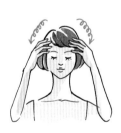

massage 1
搓揉頭皮全體

用指尖沾抹保養劑，用指尖如畫圓般按摩頭皮整體，從下往頭頂、從頭頂往下搓揉。重複 3 次。

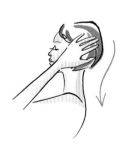

massage 4
如梳髮般往下梳

從頭部側面往後腦杓，一直連到頸部，以 5 根手指如梳頭髮般往下梳。同一個方向重複進行 5 次。

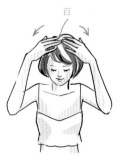

百會

massage 2
擴大到髮際部位

將指尖放在髮際，將髮際往左右推揉。接著再以令人感到舒服的強度按壓頭頂的「百會」穴 3 次。

風格生活 21

薄荷油四季生活帖：

100 個居家 DIY 點子，讓你日日都美好！

監　　修—重松浩子
譯　　者—楊鈺儀
主　　編—王瑤君
責任編輯—謝翠鈺
行銷企劃—曾睦涵
美術編輯—吳詩婷

製作總監—蘇清霖
發 行 人—趙政岷
出 版 者—時報文化出版企業股份有限公司
　　　　　10803 台北市和平西路三段二四〇號七樓
　　　　　發行專線—（〇二）二三〇六六八四二
　　　　　讀者服務專線—〇八〇〇二三一七〇五
　　　　　　　　　　　（〇二）二三〇四七一〇三
　　　　　讀者服務傳真—（〇二）二三〇四六八五八
　　　　　郵撥—一九三四四七二四時報文化出版公司
　　　　　信箱—台北郵政七九 - 九九信箱
時報悅讀網— http://www.readingtimes.com.tw
法律顧問—理律法律事務所 陳長文律師、李念祖律師
印　　刷—詠豐印刷有限公司
初版一刷—二〇一八年三月十六日
定　　價—新台幣二八〇元
（缺頁或破損的書，請寄回更換）

時報文化出版公司成立於一九七五年，
並於一九九九年股票上櫃公開發行，於二〇〇八年脫離中時集團非屬旺中，
以「尊重智慧與創意的文化事業」為信念。

薄荷油四季生活帖：100 個居家 DIY 點子，讓你日日都美好！／重
松浩子監修；楊鈺儀譯 .-- 初版 .-- 臺北市：時報文化，2018.03
　面；　公分 .-- (風格生活；21)
ISBN 978-957-13-7329-4(平裝)

1. 芳香療法 2. 香精油

418.995　　　　　　　　　　　　　　　　107001590

HAKKAABURADE TANOSHIMU KURASHINO IDEA
Copyright © HIROKO SHIGEMATSU 2017
Traditional Chinese translation copyright ©2018 by China Times Publishing Co., Ltd.
Originally published in Japan in 2017 by GENKOSHA Co., Ltd.
Traditional Chinese translation rights arranged with GENKOSHA Co., Ltd. through AMANN
CO., LTD.

ISBN 978-957-13-7329-4
Printed in Taiwan